Tai Chi en Silla para Mayores de 60 Años

Un Guía Ilustrada de 4 Semanas con Ejercicios Sentados de 10 Minutos Diarios para Mejorar la Movilidad, el Equilibrio y la Claridad Mental

Xian Ming

Aviso Legal

Este libro tiene fines exclusivamente informativos y educativos. Los ejercicios y las indicaciones contenidos en esta publicación no sustituyen el consejo médico profesional, el diagnóstico ni el tratamiento. Consulte siempre a su médico o profesional sanitario cualificado antes de comenzar cualquier programa de ejercicio nuevo, especialmente si tiene una condición médica preexistente, una lesión reciente o ha sido sometido a cirugía.

El autor y el editor no asumen ninguna responsabilidad por lesiones, pérdidas o daños derivados del uso o la aplicación de la información contenida en este libro.

Dedicatoria

Para cada persona que alguna vez le han dicho, por las circunstancias, por el dolor, o por esa voz silenciosa de la duda, que su cuerpo ya no es capaz de algo hermoso.

Sí lo es.

Este libro es para el alumno que se presentó un martes por la mañana sin saber muy bien por qué, y encontró algo a lo que mereció la pena volver. Para las manos que temblaron el primer día y se serenaron en la cuarta semana. Para los cuerpos que han cargado con décadas de vida y que todavía, cada mañana, eligen seguir moviéndose.

Y para quienes quisieron a alguien lo suficiente como para ponerle este libro entre las manos.

Que cada página le recuerde que la suavidad no es debilidad, que la lentitud no es fracaso, y que diez minutos tranquilos dedicados a uno mismo cada día es una de las cosas más valientes que puede hacer una persona.

Esto es para usted.

Table of Contents

Introducción: Diez minutos que pueden cambiarlo todo

Este libro empezó como empiezan la mayoría de las cosas útiles: en una sala llena de personas que necesitaban algo que todavía no existía del todo en la forma adecuada.

La sala era un centro cívico. Las personas eran once mayores, con edades comprendidas entre los 64 y los 81 años, que se habían apuntado a una clase de movimiento suave con distintos grados de entusiasmo y escepticismo. A algunos los había mandado su médico. Otros habían venido porque venía un amigo. Una señora había llegado, sencillamente, porque necesitaba un sitio donde estar los martes por la mañana.

Lo que tenían en común era esto: vivían en cuerpos que les habían cambiado. Las articulaciones que antes se movían con libertad ahora protestaban. El equilibrio, que antes era algo automático, se había convertido en algo que pensaban activamente, a veces con inquietud, cada vez que se desplazaban por un espacio. Varios habían dejado de hacer cosas que en otro tiempo habían querido, no porque hubieran decidido dejarlas, sino porque el cuerpo, poco a poco y en silencio, había hecho que esas cosas parecieran demasiado inciertas o demasiado dolorosas para seguir.

Lo que necesitaban no era un entrenamiento. Necesitaban una práctica que los encontrara exactamente donde estaban, que respetara lo que sus cuerpos podían hacer hoy, y que ofreciera un beneficio real sin pedirles que se convirtieran en algo que no eran.

El Tai Chi en silla era esa práctica. Y lo sigue siendo.

Qué ofrece este libro

Usted tiene en las manos una guía práctica de cuatro semanas, diseñada específicamente para cuerpos que ya han vivido un poco. No estamos entrenando para los Juegos Olímpicos. Estamos entrenando para la vida, para tener mejor equilibrio cuando alarga el brazo para coger una taza, para despertar con menos rigidez, y para esa tranquilidad silenciosa de saber que puede volver a moverse con libertad.

No se necesita experiencia previa. La flexibilidad, la fuerza o el nivel de forma física no son requisitos. Lo único que necesita es una silla sólida, un poco de espacio despejado en el suelo, y las ganas de presentarse diez minutos al día y prestar atención.

Para quién es este libro

Este libro es para usted si tiene más de 60 años y busca una práctica de movimiento que sea segura, accesible y realmente eficaz. Es para usted si vive con movilidad limitada, dolor crónico, problemas de equilibrio, artritis, afecciones cardiovasculares, o los primeros indicios de cambios cognitivos. Es igualmente para usted si goza de buena salud y simplemente quiere una práctica diaria que le ayude a mantenerla.

Es para usted si ha probado programas de ejercicio antes y los ha abandonado. Es para usted si nunca ha hecho ejercicio de forma regular. Es para usted si está retomando el movimiento tras una enfermedad, una lesión o una pérdida.

Al Tai Chi en silla no le importa su historia. Solo le importa dónde está usted ahora, y adónde le gustaría llegar desde aquí.

Cómo usar este libro

Lea los Capítulos 1 y 2 antes de intentar ninguna práctica. Contienen los fundamentos y la preparación práctica que hacen que cada sesión sea más segura y más efectiva. El Capítulo 3 presenta los principios básicos de la respiración, la postura y el movimiento elemental. Dedíquele al menos dos o tres días antes de comenzar el programa de cuatro semanas del Capítulo 5.

Los Capítulos 5 a 8 son sus guías de práctica semanal. Úselos día a día, leyendo cada movimiento por completo antes de intentarlo. El Capítulo 9 es una referencia para necesidades de salud específicas. Vuelva a él como complemento de su práctica semanal siempre que sea pertinente. El Capítulo 10 es para cuando termine el programa de cuatro semanas, y conviene leerlo durante la Semana 4, cuando empiece a pensar en lo que viene después.

Un último consejo: Sé lo frustrante que es romper la concentración para pasar páginas y recordar qué toca ahora. Por eso añadí **La guía de referencia rápida diaria de 10 minutos** en la sección Bono de este libro. Cuando haya leído el capítulo de la semana correspondiente, coloque esas páginas de resumen junto a su silla. Así podrá ver toda su rutina diaria de un solo vistazo.

Cómo dosificarse durante las próximas cuatro semanas

En mis 15 años enseñando a personas mayores, he visto a mucha gente empezar una nueva rutina con gran entusiasmo y dejarlo una semana después porque se exigió demasiado. Aquí vamos a hacer las cosas de otra manera.

Antes de pasar a la Semana 1, esto es exactamente cómo debe enfocar su práctica:

- **Practique 5 días a la semana, no 7.** El cuerpo construye fuerza y mejora el equilibrio durante el tiempo que descansa. Tómese dos días libres cada semana. Puede descansar los fines de semana, o simplemente parar cuando su cuerpo se lo pida.
- **Límitese a 10 minutos.** No intente acelerar los movimientos para tacharlos de una lista. Moverse despacio es precisamente el objetivo. Si le lleva 12 minutos porque está respirando profundo y tomándose su tiempo, está perfectamente bien.
- **Encuentre su mejor momento del día.** Yo suelo decirles a mis alumnos que practiquen a media mañana, hacia las 9:00 o las 10:00. Para entonces, la rigidez inicial al despertar ya ha pasado, pero el cansancio de la tarde todavía no ha llegado. Si prefiere las noches, practique 1 hora antes de acostarse para relajarse.
- **Trate las repeticiones como sugerencias.** Si le digo que haga 5 balanceos de brazos, pero su hombro dice que hoy con 3 tiene suficiente, entonces 3 es su número perfecto. Nunca discuta con sus articulaciones.

Antes de empezar

Encuentre su silla. Colóquela en un espacio tranquilo con algo de suelo despejado alrededor. Siéntese. Sienta los pies en el suelo.

Haga una respiración lenta por la nariz y suéltela por completo por la boca.

Ya ha comenzado.

Capítulo 1: El poder del Tai Chi en silla

Hay un momento que ocurre en casi todas las clases de Tai Chi en silla que he impartido. Suele aparecer hacia la tercera o cuarta sesión. Un alumno que llegó encorvado, dubitativo y con cierto escepticismo de repente se sienta más erguido durante un ejercicio de respiración. Los hombros se le bajan. La mandíbula se le desencaja. Los ojos se le suavizan un poco. Ya no está pensando en las rodillas que le duelen ni en la cita con el médico del próximo martes. Durante esos diez minutos, simplemente está aquí, respirando, moviéndose, vivo en su cuerpo de una manera que se siente a la vez nueva y extrañamente familiar.

Ese momento es el poder del Tai Chi en silla.

No es un poder dramático. No se anuncia con fuegos artificiales ni con el ardor de un entrenamiento intenso. Llega en silencio, como suelen llegar las cosas buenas para quienes han vivido lo suficiente como para apreciar el silencio. Y una vez que llega, tiende a quedarse.

Este libro está construido alrededor de ese momento, y alrededor de ayudarle a encontrarlo por sí mismo. Da igual si tiene 62 años u 85. Da igual si antes corría maratones o si nunca ha hecho una flexión en su vida. Esta práctica le encuentra donde está. Lo único que pide son diez minutos al día y las ganas de presentarse.

El programa de cuatro semanas de estas páginas está diseñado para encontrarle exactamente donde está. No donde estaba hace diez años. No donde cree que debería estar. Aquí mismo, ahora mismo, en el cuerpo que tiene hoy. Ahí es donde empezamos.

1.1 Por qué el Tai Chi en silla es ideal para personas mayores

El problema con la mayoría de los programas de ejercicio para personas mayores

La mayoría de los gimnasios no fueron construidos para personas mayores. Los equipos dan por sentado que usted ya tiene el equilibrio de alguien de veinte años, y las clases van tan rápido que apenas tiene tiempo de comprobar dónde pone los pies. Eso no es solo molesto, es desalentador. Lanza un mensaje sutil de que la forma física pertenece a los jóvenes.

Esto no es solo una cuestión de ambiente poco acogedor. Es contraproducente desde el punto de vista médico. Cuando el ejercicio se siente inaccesible, peligroso o humillante, la gente deja de hacerlo. Y cuando las personas mayores dejan de moverse, las consecuencias se acumulan con rapidez. La masa muscular disminuye. El equilibrio se deteriora. Las articulaciones se agarrotan. El riesgo de caídas aumenta. La energía cae. El estado de ánimo le sigue.

La comunidad sanitaria sabe desde hace décadas que la actividad física regular y suave es una de las intervenciones más poderosas disponibles para un envejecimiento saludable. El reto nunca ha sido la ciencia. Ha sido diseñar prácticas de movimiento que las personas mayores hagan de verdad, de forma constante y segura.

El Tai Chi en silla resuelve ese problema.

Qué lo hace diferente

El Tai Chi tradicional, practicado de pie, ya está considerado una de las prácticas de movimiento más suaves y accesibles del mundo. Se originó en la antigua China no como una moda de fitness, sino como un sistema completo para cultivar la salud, el equilibrio y la calma interior a través de un movimiento lento y fluido. A diferencia del ejercicio de alto impacto, no somete a las articulaciones a ningún estrés brusco. A diferencia del yoga, no requiere trabajo en el suelo ni una flexibilidad que la mayoría de las personas mayores no tienen. A diferencia de caminar, puede practicarse en interiores con cualquier tiempo, en un espacio reducido, por cualquier persona independientemente de su forma cardiovascular.

El Tai Chi en silla toma todas esas ventajas y elimina la única barrera que impide a muchas personas mayores practicarlo: la necesidad de estar de pie.

Al realizar los movimientos desde una silla sólida, la práctica se vuelve accesible para personas que:

- Usan andador o silla de ruedas para parte o toda su movilidad diaria

- Se han sometido recientemente a una cirugía de sustitución articular y todavía están en recuperación
- Viven con afecciones crónicas como osteoporosis, artritis o enfermedad de Parkinson
- Sufren mareos, vértigo o trastornos del equilibrio que hacen arriesgado el ejercicio de pie
- Son simplemente nuevas en el ejercicio y no tienen la fuerza en el tren inferior ni la confianza para empezar de pie
- Tienen miedo a caerse, lo que les impide realizar cualquier actividad física

Esta no es una versión diluida del Tai Chi. Investigaciones publicadas en revistas como el *Journal of Aging and Physical Activity* y el *British Journal of Sports Medicine* han concluido de forma constante que el Tai Chi en sedestación produce mejoras mensurables en el equilibrio, la flexibilidad, los niveles de dolor y los resultados de salud mental comparables a los observados en la práctica de pie. La silla no es una limitación. Para la persona adecuada, es la herramienta que lo hace todo posible.

Adaptación a cada nivel de capacidad

Una de las cosas más importantes que hay que entender sobre este programa es que no existe una única forma correcta de hacer ninguno de los movimientos descritos en este libro. Cada ejercicio incluye modificaciones, que van desde un rango de movimiento muy pequeño hasta una expresión más completa del movimiento para quienes tienen capacidad para ello.

Una persona que vive con artritis reumatoide grave en ambas manos puede practicar los movimientos de brazos con las palmas abiertas y relajadas, en lugar de las posiciones de mano más elaboradas que se usan en las formas tradicionales del Tai Chi. Una persona que se recupera de una prótesis de cadera puede limitar los movimientos de piernas a deslizamientos suaves y controlados del pie a lo largo del suelo, sin ningún tipo de elevación. Una persona sin limitaciones físicas puede añadir una rotación lenta y controlada de la parte superior del cuerpo y una respiración más profunda para intensificar la experiencia sin añadir ningún impacto ni riesgo.

Todas estas personas están haciendo Tai Chi en silla. Todas ellas están recibiendo sus beneficios. Ninguna lo está haciendo mal.

Esta adaptabilidad es deliberada y refleja un principio fundamental tanto de la filosofía del Tai Chi como de la ciencia moderna del ejercicio geriátrico: el objetivo nunca es el rendimiento. El objetivo es el progreso, por pequeño que sea, sostenido en el tiempo.

La seguridad como base, no como añadido

En más de quince años enseñando Tai Chi en silla a personas mayores en centros cívicos, residencias de mayores y entornos de rehabilitación, he presenciado casi ninguna lesión derivada de la práctica en sí. Los movimientos son intrínsecamente seguros porque son lentos, controlados y nunca llevan el cuerpo al límite. No hay impulso que perder el control, ningún peso que dejar caer, ningún movimiento explosivo que pueda pillar a una articulación desprevenida.

Dicho esto, la seguridad en este programa se trata como una base, no solo como un aviso al principio del libro. Cada ejercicio ha sido revisado con fisioterapeutas y terapeutas ocupacionales. La progresión a lo largo de cuatro semanas es deliberada, avanzando de forma gradual para que el cuerpo tenga tiempo de adaptarse. Las instrucciones no solo explican cómo hacer cada movimiento, sino también cómo reconocer cuándo reducir la intensidad, cuándo descansar y cuándo consultar con el médico.

La silla en sí, bien elegida y bien colocada, se convierte en un punto de apoyo seguro. Da al cuerpo un punto de referencia que elimina la carga cognitiva de mantener el equilibrio de pie, lo que libera al sistema nervioso para centrarse por completo en el movimiento, la respiración y la experiencia interna de la práctica.

Hablaremos de la colocación de la silla en detalle en el Capítulo 2. Por ahora, el punto clave es este: el Tai Chi en silla no fue diseñado tomando una práctica de pie y haciéndola más fácil. Fue diseñado desde cero para cuerpos que merecen una práctica que respete exactamente lo que son y lo que necesitan.

1.2 La conexión mente-cuerpo

Una práctica que trabaja de dentro hacia afuera

La mayor parte del ejercicio occidental está construido sobre un modelo de fuera hacia dentro. Mueve el cuerpo a través de un rango de movimiento prescrito, quema calorías, desarrolla músculo, y los beneficios se acumulan con el tiempo. La mente es, en gran medida, algo secundario en el proceso. Puede escuchar música, ver la televisión o repasar mentalmente la lista de la compra mientras pedalea en una bicicleta estática, y el beneficio cardiovascular será prácticamente el mismo.

El Tai Chi funciona de otra manera. Está construido sobre lo que la medicina china siempre ha llamado la conexión mente-cuerpo, la comprensión de que la calidad de su atención durante el movimiento no es algo separado del beneficio físico del movimiento. Es parte de él.

En cada sesión de este programa, se le pedirá que haga algo que suena engañosamente sencillo: preste atención. Observe dónde están sus manos en el espacio. Sienta el peso de sus brazos. Siga el movimiento de su respiración. Observe, sin juzgar, cómo se siente su cuerpo hoy en comparación con ayer.

Esta calidad de atención no es solo un complemento filosófico a los ejercicios físicos. Es el mecanismo por el que el Tai Chi produce muchos de sus beneficios más significativos, especialmente en las áreas de reducción del estrés, claridad mental y regulación emocional.

La respiración como puente

Si hay un elemento que hace que el Tai Chi en silla sea fundamentalmente diferente de sentarse sin más o de los estiramientos convencionales, es la respiración.

En el Tai Chi, la respiración no es algo secundario. Es la directora de toda la práctica. Cada movimiento se coordina con una inhalación o una exhalación. Los movimientos de apertura, los que expanden el pecho o elevan los brazos hacia fuera, se acompañan de la inhalación. Los movimientos de cierre, los que acercan los brazos hacia dentro o comprimen suavemente la parte delantera del cuerpo, se acompañan de la exhalación. Con el tiempo, esta coordinación se vuelve automática, y la respiración empieza a funcionar como un masaje continuo y suave del sistema nervioso.

Aquí está la fisiología que explica por qué eso importa. El sistema nervioso humano opera en dos vías principales. El sistema nervioso simpático, a menudo llamado el sistema de lucha o huida, gobierna la respuesta al estrés. Acelera el ritmo cardíaco, tensa los músculos, agudiza los sentidos e inunda el cuerpo de cortisol y adrenalina. Este sistema es esencial para la supervivencia, pero en la vida moderna, y en particular en la vida de las personas mayores que gestionan enfermedades crónicas, dolor, estrés económico o aislamiento social, tiende a funcionar a un nivel de base más alto de lo que es saludable.

El sistema nervioso parasimpático, a menudo llamado el sistema de descanso y digestión, hace lo contrario. Ralentiza el ritmo cardíaco, relaja los músculos, mejora la digestión y favorece las condiciones hormonales asociadas a la curación, el sueño profundo y la calma emocional.

La respiración lenta y diafragmática, el tipo que se practica en el Tai Chi, es una de las formas más directas y fiables de cambiar el sistema nervioso de la dominancia simpática al compromiso parasimpático. Cada exhalación larga y lenta envía una señal a través del nervio vago que le dice al cuerpo que está a salvo, que la crisis ha pasado, que puede relajarse ahora.

Para las personas mayores que lidian con dolor crónico, ansiedad o el estrés acumulado del envejecimiento, este cambio fisiológico no es un beneficio secundario menor. Es genuinamente terapéutico. Un estudio de 2021 en *Frontiers in Psychology* encontró que ocho semanas de práctica mente-cuerpo que incluía movimiento sincronizado con la respiración lenta redujo significativamente los niveles de cortisol y las puntuaciones de ansiedad autodeclaradas en adultos mayores de 65 años, con beneficios que persistieron en un seguimiento a tres meses.

Compromiso mental y salud cognitiva

Hay otra dimensión de la conexión mente-cuerpo en el Tai Chi que merece especial atención cuando hablamos de personas mayores: las exigencias cognitivas de la práctica.

El Tai Chi en silla requiere que el cerebro haga varias cosas a la vez. Le pide que rastree la posición de sus manos y brazos en el espacio (propiocepción). Le pide que coordine el movimiento con el ritmo de la respiración (coordinación temporal). Le pide que secuencie los movimientos en un orden específico (memoria de trabajo). Y le pide que haga todo esto manteniendo una calidad de atención tranquila y enfocada (función ejecutiva y regulación de la atención).

Ninguna de estas exigencias es abrumadora. Ese es el objetivo. Son estimulantes de forma suave y constante, de una manera que mantiene el cerebro activo sin generar frustración ni sobrecarga cognitiva. Los neurólogos a veces se refieren a esta zona como el "punto óptimo" para el entrenamiento cerebral, lo suficientemente desafiante como para requerir esfuerzo, lo suficientemente sencillo como para permitir el éxito.

Investigaciones de la Universidad de Illinois encontraron que los adultos mayores que practicaron movimiento mente-cuerpo durante doce semanas mostraron mejoras en la memoria de trabajo y la velocidad de procesamiento comparables a las observadas con el ejercicio aeróbico, al tiempo que informaron de un disfrute significativamente mayor y tasas de abandono más bajas. El factor disfrute no es trivial. Las prácticas que se sienten bien son las que la gente mantiene, y la práctica sostenida es donde se acumulan los beneficios cognitivos reales.

Muchos alumnos en mis clases informan de un enfoque notablemente más agudo en la primera o segunda semana. Esto no es imaginado. La combinación de mayor flujo sanguíneo cerebral derivado del movimiento suave, la reducción del cortisol gracias a la práctica respiratoria, y el compromiso cognitivo de aprender nuevas secuencias contribuyen a lo que se siente como una especie de claridad mental. Las cosas que parecían borrosas empiezan a enfocarse. El sueño suele mejorar. La sensación general de sentirse abrumado por cosas pequeñas se va aligerando poco a poco.

La presencia como medicina

Hay una dimensión más de la conexión mente-cuerpo que vale la pena nombrar aquí, y es más difícil de cuantificar que los niveles de cortisol o las puntuaciones de memoria, pero no por eso menos real.

El Tai Chi es, en esencia, una práctica de presencia. No la atención plena performativa de obligarse a sentirse agradecido o tranquilo, sino el acto simple y práctico de traer toda la atención al cuerpo, a esta respiración, a este momento.

Para muchas personas mayores, esto es más radical de lo que parece. La experiencia del envejecimiento puede traer consigo una persistente mirada hacia atrás, el duelo por lo que el cuerpo antes era capaz de hacer, la preocupación por lo que viene después, una sensación de discontinuidad con la persona que uno era hace treinta años. El Tai Chi en silla no pretende que esos sentimientos no existen. Pero ofrece, durante diez minutos al día, un ancla en el presente que cambia gradualmente la relación entre la mente y el cuerpo. El cuerpo deja de ser un obstáculo o una fuente de malas noticias. Se convierte, de nuevo, en un hogar.

Los alumnos que han practicado durante unas pocas semanas suelen describir un cambio sutil pero significativo en cómo se relacionan con el malestar físico. El dolor que antes se experimentaba como alarmante, como una señal de peligro o deterioro, empieza a ser recibido con más ecuanimidad. No es porque el dolor desaparezca. Es porque la mente ha sido entrenada, suave y constantemente, para observar la sensación en lugar de reaccionar ante ella.

Esta calidad de atención ecuánime es uno de los beneficios documentados más antiguos de la práctica del Tai Chi, descrita en textos médicos chinos de hace siglos, y validada cada vez más por la ciencia moderna del dolor, que entiende que la interpretación del cerebro de las señales de dolor es mucho más plástica de lo que antes creíamos.

1.3 Beneficios para la salud de las personas mayores

Lo que dice la investigación y lo que informan los alumnos

La base de evidencia del Tai Chi como intervención de salud para personas mayores es ahora una de las más sólidas en la medicina complementaria. En las últimas dos décadas, cientos de estudios revisados por pares han examinado sus efectos sobre resultados de salud específicos en poblaciones de edad avanzada. Los hallazgos son lo suficientemente consistentes como para que el Colegio Americano de Medicina del Deporte (EE.UU.), los Centros para el Control y la Prevención de Enfermedades (CDC, EE.UU.) y numerosas asociaciones nacionales de reumatología recomienden ahora formalmente el Tai Chi como parte de un programa de ejercicio para un envejecimiento saludable.

Lo que sigue es un análisis detallado de los principales beneficios para la salud documentados específicamente para el Tai Chi en silla, junto con observaciones del mundo real de alumnos y colaboradores clínicos con los que he trabajado a lo largo de quince años de práctica.

Mejor movilidad y flexibilidad

Uno de los efectos más inmediatos y notables del Tai Chi en silla es una mejora en el rango de movimiento disponible en la parte superior del cuerpo, especialmente en los hombros, el cuello y la columna torácica, áreas que suelen estar rígidas en las personas mayores sedentarias.

Los movimientos en sedestación de este programa llevan la articulación del hombro a través de su arco natural completo en múltiples direcciones. Rotan suavemente las vértebras torácicas, que tienden a volverse rígidas con la edad y con el hecho de sentarse durante períodos prolongados. Estiran los músculos del pecho y de la parte superior de la espalda que se acortan de forma crónica en personas que pasan mucho tiempo en una postura sentada orientada hacia adelante.

Para las personas mayores con osteoartritis, el movimiento lento y lubricado de la articulación a través de su rango de movimiento es uno de los principales mecanismos de alivio del dolor. El líquido sinovial, el lubricante natural de la articulación, se distribuye a través del movimiento. Las articulaciones que permanecen inmóviles se vuelven progresivamente más rígidas y dolorosas. El movimiento suave y regular contrarresta este proceso sin el riesgo de inflamación que conlleva el ejercicio de mayor impacto.

Nunca olvidaré a una alumna de 72 años en una de mis clases a quien su cirujano le dio la noticia que nadie quiere escuchar: su hombro estaba "hueso contra hueso." Le dijo que simplemente tenía que aceptar perder su rango de movimiento a medida que envejeciera. Ella decidió hacer estos mismos movimientos en sedestación dos veces al día de todas formas. Unas seis semanas después, entró al centro cívico y levantó el brazo completamente por encima de la cabeza, sin un solo gesto de dolor, por primera vez en cuatro años. Cuando volvió a su siguiente revisión, hasta su cirujano se sorprendió. El movimiento lento y suave había convencido a su cuerpo, de forma natural, de volver a lubricar la articulación.

Este no es un resultado milagroso. Es el resultado predecible de un movimiento apropiado y constante aplicado a una articulación que había sido privada de él.

Mejor equilibrio y prevención de caídas

Las caídas son la principal causa de muerte por lesión en adultos mayores de 65 años en Estados Unidos, según los Centros para el Control y la Prevención de Enfermedades (CDC, EE.UU.). Cada año se producen aproximadamente 36 millones de caídas entre los estadounidenses mayores, con un saldo de 32.000 muertes y más de 300.000 hospitalizaciones por fracturas de cadera solamente. El miedo a caer es en sí mismo un problema de salud importante, ya que lleva a muchas personas mayores a restringir su actividad hasta un punto que acelera el mismo deterioro físico que hace más probables las caídas.

El Tai Chi cuenta con más evidencia de alta calidad que respalda su eficacia como intervención de prevención de caídas que casi cualquier otra modalidad de ejercicio. Un metaanálisis de referencia publicado en el *Journal of the American Geriatrics Society* encontró que el Tai Chi redujo la tasa de caídas en personas mayores que viven en la comunidad entre un 43 y un 50 por ciento, un tamaño del efecto que ninguna intervención farmacéutica ha igualado.

El Tai Chi en silla mejora el equilibrio a través de varios mecanismos distintos. En primer lugar, los movimientos en sedestación entrenan la propiocepción, el sentido interno del cuerpo sobre dónde están sus partes en el espacio, que es un componente primario del equilibrio que disminuye con la edad. En segundo lugar, el programa fortalece progresivamente los músculos del núcleo, los abdominales profundos y los estabilizadores de la columna, que son la base de la estabilidad postural en cualquier posición. En tercer lugar, la práctica incluye movimientos específicos que desafían y entrenan el sistema vestibular, el aparato de equilibrio del oído interno, en un entorno controlado y seguro donde las consecuencias de un momento de inestabilidad son mínimas.

En cuarto lugar, y quizás lo más importante para el gran número de personas mayores cuyo riesgo de caídas está aumentado por el miedo, el Tai Chi en silla construye una calidad de confianza corporal que se transfiere a estar de pie y caminar. Los alumnos que han pasado semanas aprendiendo a mover el cuerpo con precisión e intencionalidad empiezan a moverse por el mundo de otra manera. Caminan con más deliberación. Son más conscientes de dónde ponen los pies. Responden a los cambios inesperados de equilibrio con menos pánico y más coordinación.

Salud cardiovascular y circulación

El Tai Chi en silla es una actividad aeróbica de baja intensidad, lo que significa que eleva el ritmo cardíaco de forma moderada al tiempo que proporciona los beneficios para la circulación del movimiento sostenido. Para las personas mayores que no pueden realizar ejercicio aeróbico de intensidad moderada, esto representa una alternativa significativa que es casi universalmente accesible.

Los movimientos continuos y fluidos de la práctica requieren un aumento sostenido de la circulación periférica, lo que significa que llega más sangre a los músculos y las extremidades que en reposo completo. Para las personas mayores con mala circulación, manos y pies fríos, o enfermedad vascular periférica, incluso este modesto aumento del flujo sanguíneo puede producir mejoras notables en el confort y la sensación.

La respiración diafragmática profunda que acompaña a cada movimiento tiene su propio beneficio cardiovascular. Cada ciclo completo de respiración crea un ligero cambio en la presión intratorácica que actúa como una bomba auxiliar para el retorno venoso de la sangre al corazón. A lo largo de una sesión de diez minutos, cientos de estas microacciones de bombeo contribuyen a mejorar la circulación en todo el sistema.

Salud articular y control de la artritis

La artritis, en sus diversas formas, afecta a más de 54 millones de adultos americanos, y su prevalencia aumenta drásticamente con la edad. A los 65 años, aproximadamente la mitad de todos los adultos han sido diagnosticados con alguna forma de artritis, lo que la convierte en una de las barreras más importantes a la actividad física en la población mayor.

El diseño de los movimientos del Tai Chi en silla los hace especialmente adecuados para cuerpos con artritis. No hay impacto brusco, ninguna posición que obligue a la articulación a soportar una carga excesiva, y ningún movimiento que llegue al extremo del rango de movimiento donde las articulaciones artríticas experimentan más dolor e inestabilidad. Los movimientos se mantienen en el rango medio cómodo donde la articulación puede funcionar con fluidez.

Para la artritis reumatoide específicamente, el efecto antiinflamatorio del movimiento suave y regular combinado con el efecto reductor del cortisol de la práctica respiratoria crea un entorno fisiológico menos propicio para los brotes inflamatorios. Varios reumatólogos con los que he colaborado a lo largo de los años recomiendan ahora de forma habitual el Tai Chi en silla a sus pacientes como complemento al tratamiento médico, señalando que los pacientes que practican de forma constante tienden a necesitar dosis más bajas de medicación antiinflamatoria e informan de puntuaciones más altas de calidad de vida.

Reducción de la ansiedad y regulación emocional

Los beneficios para la salud mental del Tai Chi en silla son, en mi experiencia, a menudo los más profundos para los alumnos que más los necesitan. Y la necesidad es significativa. La depresión afecta a un estimado de 7 millones de americanos mayores de 65 años, mientras que los trastornos de ansiedad afectan a un número similar. Ambas condiciones son con frecuencia infradiagnosticadas e infratratadas en personas mayores, que pueden minimizar sus síntomas, atribuirlos al envejecimiento normal, o enfrentar barreras para acceder a la atención de salud mental.

Los mecanismos por los que el Tai Chi reduce la ansiedad son ahora bastante bien comprendidos. El movimiento sincronizado con la respiración activa el sistema nervioso parasimpático, como se describió antes. La naturaleza rítmica y repetitiva de los movimientos tiene un efecto casi meditativo sobre la mente, interrumpiendo el ciclo de pensamiento rumiativo que impulsa tanto la ansiedad como la depresión. La experiencia gradual de dominio, de aprender movimientos, recordar secuencias y notar la mejora con el tiempo, construye un sentido de autoeficacia que contrarresta directamente la impotencia que a menudo acompaña a la enfermedad crónica o al deterioro funcional.

Para muchas personas mayores, también hay algo profundamente significativo en dedicar tiempo cada día a su propio bienestar. En una etapa de la vida en la que la narrativa cultural a menudo encuadra a las personas mayores como receptoras de cuidados más que como agentes de su propia salud, una práctica diaria que dice "me estoy cuidando" puede cambiar la forma en que una persona se desenvuelve durante el resto del día. Lo he visto ocurrir cientos de veces.

Función cognitiva y claridad mental

La relación entre el ejercicio suave regular y la salud cognitiva en personas mayores ha sido una de las áreas de investigación más activas en gerontología durante la última década. La evidencia apoya cada vez más la idea de que el movimiento, especialmente el movimiento mente-cuerpo que compromete la atención y la coordinación, es una de las herramientas más eficaces disponibles para ralentizar el deterioro cognitivo y potencialmente reducir el riesgo de demencia.

La práctica del Tai Chi aumenta el flujo sanguíneo cerebral, lo que mejora el suministro de oxígeno y glucosa a las células cerebrales. Estimula la producción del factor neurotrófico derivado del cerebro (BDNF), una proteína que apoya el crecimiento y el mantenimiento de las neuronas y que se asocia con una mejora del aprendizaje y la memoria. Compromete la corteza prefrontal, el hipocampo y el cerebelo, regiones del cerebro asociadas con la función ejecutiva, la memoria espacial y la coordinación motora respectivamente, de una manera que pocas otras actividades hacen simultáneamente.

Un estudio de la Escuela de Medicina de Harvard encontró que los adultos mayores que practicaron Tai Chi dos veces por semana durante doce semanas mostraron mejoras significativas en las evaluaciones cognitivas que miden la atención, la velocidad de procesamiento y la función ejecutiva, así como aumentos en el volumen de materia gris en regiones del cerebro asociadas con estas funciones. Cabe destacar que las mejoras fueron más pronunciadas en los participantes que habían mostrado signos tempranos de deterioro cognitivo al inicio del estudio, lo que sugiere que el Tai Chi puede ser especialmente valioso como intervención temprana para el envejecimiento cognitivo.

Los alumnos en mis clases informan con frecuencia de mejoras en la claridad mental después de una o dos semanas de práctica constante. Las descripciones van desde "la niebla se disipó un poco" hasta "recordé tres cosas que había estado olvidando durante meses." Estos informes subjetivos son coherentes con lo que la investigación mide objetivamente, y importan, porque la experiencia subjetiva de agudeza mental tiene un enorme impacto en la calidad de vida, la confianza y la independencia.

Calidad del sueño

Aunque a menudo se pasa por alto en las discusiones sobre los beneficios del ejercicio para personas mayores, la mejora de la calidad del sueño es uno de los resultados más consistentemente reportados de la práctica del Tai Chi, y uno de los más impactantes para la salud en general.

El sueño deficiente es epidémico entre las personas mayores. Los cambios en el ritmo circadiano, la reducción de la producción de melatonina, el aumento del dolor nocturno, la ansiedad y los efectos secundarios de múltiples medicamentos contribuyen a la experiencia ampliamente reportada entre las personas mayores de permanecer despiertas durante horas, despertarse con frecuencia, o no sentirse verdaderamente descansadas incluso después de una noche completa en la cama.

El Tai Chi en silla aborda la calidad del sueño a través de múltiples vías. La reducción de los niveles de cortisol hace que la transición al sueño sea fisiológicamente más fácil. La activación parasimpática producida por el movimiento centrado en la respiración entrena al sistema nervioso para acceder a un estado de calma que es el precursor necesario para el inicio del sueño. El beneficio físico de haber movido el cuerpo suavemente durante el día contribuye a lo que los investigadores del sueño llaman "presión del sueño," la presión biológica de descansar que se acumula a lo largo del día y facilita tanto quedarse dormido como permanecer dormido.

Varios alumnos me han dicho, en un lenguaje notablemente similar, que empezaron el programa con la esperanza de mejorar su flexibilidad y terminaron sintiéndose más agradecidos por el hecho de que finalmente empezaron a dormir toda la noche.

Una nota sobre los resultados individuales

Cada beneficio descrito en este capítulo está bien respaldado por la investigación y se observa de forma constante en miles de alumnos. Pero también es cierto que los resultados individuales varían. El ritmo al que notará la mejora dependerá de su punto de partida, su constancia, sus condiciones de salud específicas, y factores tan personales como sus niveles de estrés y la calidad de su alimentación.

Lo que puedo prometerle, con la confianza que dan quince años viendo a personas transformarse a través de esta práctica, es esto: si se presenta diez minutos al día durante las próximas cuatro semanas y sigue este programa con atención genuina, se sentirá diferente al final de lo que se siente ahora mismo. No milagrosamente diferente. No dramáticamente diferente de la noche a la mañana. Sino genuina, mensurable y sostenidamente diferente de maneras que importarán a su vida diaria.

Eso merece la pena.

El próximo capítulo le preparará de forma práctica para el trabajo que viene, cubriendo todo lo que necesita saber sobre cómo preparar su espacio, elegir la silla adecuada, entender las pautas de seguridad y comenzar su primera sesión con confianza.

Capítulo 2: Cómo prepararse para el Tai Chi en silla

Empezar algo nuevo requiere valentía, especialmente cuando el cuerpo ha pasado por cambios que le hacen ser más cauteloso de lo que antes era. Quizás ha probado programas de ejercicio que iban demasiado rápido, que eran demasiado duros, o que estaban demasiado desconectados de donde se encuentra físicamente en realidad. Quizás se lo ha sugerido su médico o algún familiar, y una parte de usted todavía no está segura de ser "del tipo que hace ejercicio." Quizás está entusiasmado y listo, y simplemente quiere saber qué hacer a continuación.

Sea cual sea su punto de partida, este capítulo es para usted.

La preparación en el Tai Chi en silla no es solo logística. Es un acto de cuidado hacia uno mismo. Elegir la silla adecuada, crear un espacio que invite a la práctica, entender los principios básicos de seguridad, y llegar a la práctica con la actitud mental correcta no son pasos preliminares antes de que empiece el trabajo de verdad. Son el trabajo de verdad. Son la diferencia entre una práctica que dura cuatro semanas y una que se convierte en parte de su vida.

Vamos a repasar cada parte con calma, porque usted merece comenzar este programa con todo bien preparado a su favor.

2.1 Cómo elegir la silla adecuada

Por qué la silla importa más de lo que puede parecer

En la mayoría de los programas de ejercicio, el equipamiento es algo secundario. En el Tai Chi en silla, la silla es central. Es su base, su punto de apoyo, y la herramienta que hace posible cada movimiento. Una silla mal elegida puede generar incomodidad, fomentar una mala postura, limitar el rango de movimiento o, en el peor de los casos, comprometer su estabilidad durante la práctica. Una silla bien elegida hace exactamente lo contrario. Apoya cada movimiento que realiza de forma silenciosa, liberando su atención de la incertidumbre física y dirigiéndola hacia la práctica en sí.

No hay que escatimar aquí, y por suerte tampoco es necesario gastar dinero. La silla correcta para el Tai Chi en silla probablemente ya está en su casa.

Las características de una silla ideal

Su silla es su herramienta más importante. No necesita comprar nada especial. De hecho, la silla del comedor probablemente sea perfecta, pero sí tiene que ser exigente. Si la silla tambalea, gastará su energía preocupándose por caerse en lugar de centrarse en la respiración. Esto es lo que debe buscar:

Estabilidad. Esta es la característica más importante. La silla no debe oscilar, inclinarse, tambalearse ni desplazarse cuando mueva los brazos, gire el torso o desplace el peso de un lado a otro. Las sillas de cuatro patas con una base amplia son la opción más estable. Evite cualquier silla con ruedas, aunque tengan freno. Evite las sillas plegables a menos que estén específicamente diseñadas como resistentes y hayan sido comprobadas en cuanto a su estabilidad. Evite por completo las sillas giratorias. Una silla de comedor sólida de madera o metal suele ser la elección ideal.

Firmeza del asiento. La superficie del asiento debe ser lo suficientemente firme como para permitirle sentir los isquiones, las dos protuberancias óseas en la base de la pelvis, en contacto con ella. Si el acolchado es tan blando que se hunde considerablemente en el asiento, la pelvis se inclinará hacia atrás, redondeando la zona lumbar y derrumbando la postura. Esto no solo limita la calidad del movimiento, sino que puede contribuir a la tensión lumbar con el tiempo. Si su silla preferida tiene un cojín muy blando, considere colocar una almohada fina y firme o una manta doblada en el asiento para elevar y endurecer la superficie.

Altura del asiento. Cuando se siente en la mitad delantera del asiento con los pies planos en el suelo, las rodillas deben formar aproximadamente un ángulo de 90 grados. Los muslos deben estar más o menos paralelos al suelo o ligeramente inclinados hacia las rodillas. Si la silla es demasiado baja, las rodillas quedarán más altas que las caderas, lo que comprime los flexores de cadera y hace que sea mucho más difícil mantener una postura erguida. Si la silla es demasiado alta, los pies pueden quedar colgando, lo que elimina el arraigo que requiere la práctica correcta.

Para ajustar la altura, use un reposapiés firme y antideslizante si la silla es demasiado alta para la longitud de sus piernas. Si el asiento de la silla es demasiado bajo, un cojín firme de cinco a diez centímetros puede elevar la altura de forma efectiva. Lo fundamental es que los pies deben estar completamente apoyados, ya sea en el suelo o en un reposapiés estable, durante toda la sesión de práctica.

Respaldo. La silla debe tener un respaldo que sostenga una posición espinal neutra y erguida. Un respaldo recto o muy ligeramente inclinado es lo ideal. Las sillas con respaldos muy reclinados, curvas lumbares pronunciadas o asientos en cuenco que inclinan la pelvis hacia atrás dificultarán la postura erguida que requiere el Tai Chi. Dicho esto, no es necesario apoyarse en el respaldo durante la práctica. En la mayoría de los movimientos, estará sentado unos centímetros separado del respaldo, erguido y sosteniéndose a sí mismo. El respaldo está ahí como referencia y como tranquilidad, no como apoyo constante.

Reposabrazos. Los reposabrazos son útiles para la estabilidad durante las transiciones y pueden dar confianza a quienes se sienten menos seguros en posiciones sentadas. Sin embargo, los reposabrazos no deben limitar la capacidad de mover los brazos con libertad durante los movimientos. Si los reposabrazos son muy altos, muy anchos, o están colocados de manera que los brazos los toquen durante los movimientos laterales o hacia adelante, se convierten en un obstáculo en lugar de una ayuda. Compruebe esto antes de su primera sesión moviendo los brazos lentamente en las direcciones básicas de los movimientos de práctica. Si los reposabrazos interfieren, una silla sin ellos es una mejor opción.

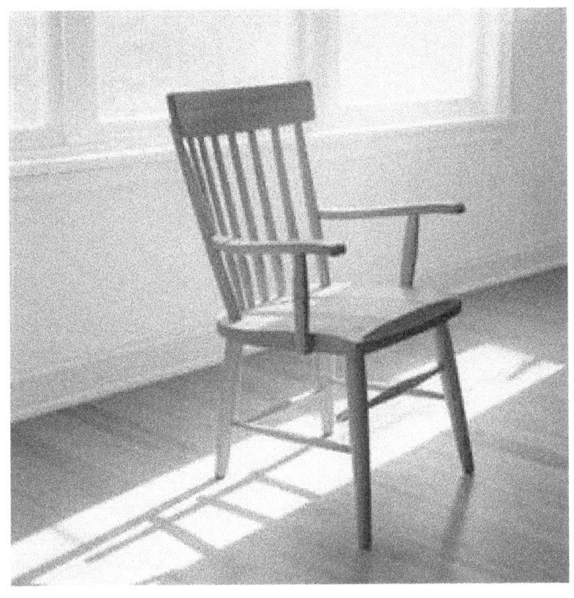

La Silla Ideal para la Práctica – Reposabrazos

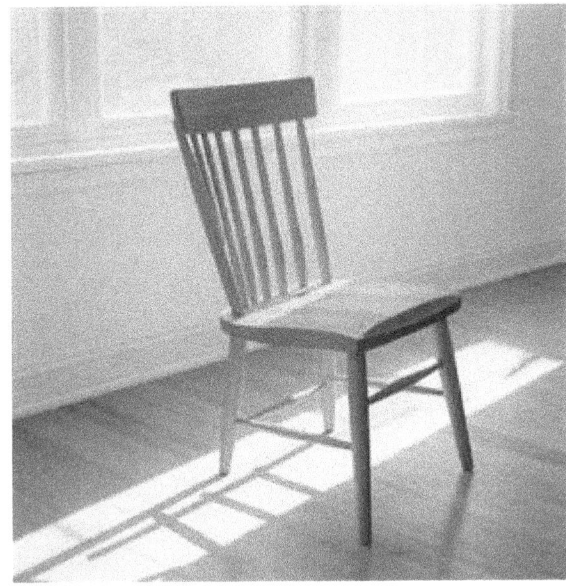

La Silla Ideal para Practicar – Sin Reposabrazos

Comprobación de la silla antes de empezar

Una vez que haya identificado su silla, realice esta sencilla comprobación de estabilidad y comodidad antes de su primera sesión de práctica.

Paso 1: Siéntese en la mitad delantera del asiento, pies planos en el suelo, separados a la anchura de las caderas. Compruebe si los pies están completamente apoyados.

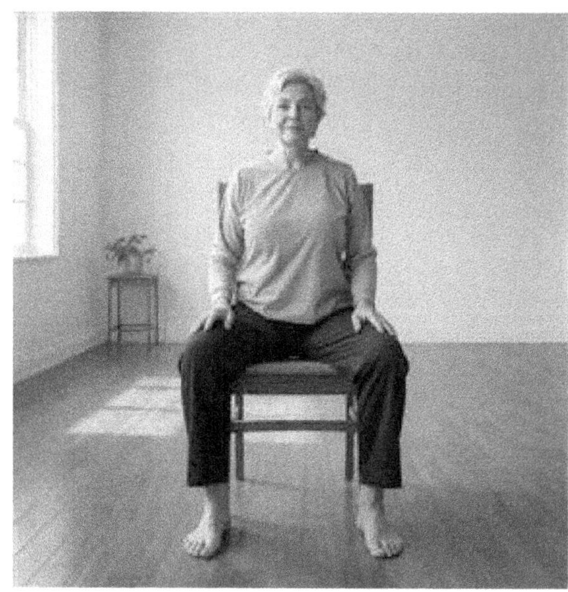

Paso 2: Presione suave pero firmemente en la silla con ambas manos en los laterales del asiento y balancee el peso con suavidad de lado a lado. La silla debe sentirse completamente inamovible.

Paso 3: Levante ambos brazos lentamente hacia los lados y hacia adelante, imitando un movimiento de barrido suave. Compruebe que ninguna parte de la silla bloquea el movimiento.

Paso 4: Gire suavemente la parte superior del cuerpo unos grados hacia la derecha y luego hacia la izquierda. La silla debe permanecer completamente estable. Si pasa las cuatro comprobaciones, ha encontrado su silla de práctica.

Una nota sobre la colocación

Coloque su silla sobre una superficie firme y nivelada. Evite alfombras gruesas o suelos irregulares. Si en su casa predomina la moqueta gruesa y no hay una superficie más dura disponible, coloque una esterilla antideslizante bajo las patas de la silla para evitar que se deslice durante la práctica. Asegúrese de que haya al menos sesenta a noventa centímetros de espacio libre a cada lado de la silla y delante de ella, y al menos treinta centímetros de espacio detrás del respaldo.

2.2 Cómo preparar su espacio de práctica

El entorno es parte de la práctica

El Tai Chi es, en realidad, una práctica de prestar atención. Todo en él, el movimiento, la respiración, incluso el espacio donde se practica, está diseñado para agudizar la conciencia. La calidad del entorno sensorial durante esos diez minutos tiene un efecto directo sobre la facilidad con que se puede acceder a esa conciencia. Un espacio desordenado, ruidoso o mal iluminado crea una fricción mental contra la que luchar cada vez que uno se sienta a practicar. Un espacio tranquilo, ordenado y acogedor hace exactamente lo contrario. Prepara al sistema nervioso para el tipo de relajación atenta que hace que el Tai Chi en silla sea más efectivo.

Preparar el espacio de práctica no requiere redecorar una habitación. Requiere tomar una serie de decisiones pequeñas y deliberadas sobre cómo usar un espacio ya existente en casa.

Suelo y seguridad física

El suelo alrededor del área de práctica importa por dos razones: afecta a la estabilidad de la silla y afecta a lo que ocurre en las raras ocasiones en que necesita ponerse de pie, dar un paso o alcanzar algo.

La madera, el laminado, las baldosas y la moqueta de pelo corto son superficies adecuadas. La moqueta gruesa o las alfombras que puedan arrugarse o desplazarse son menos ideales. Si practica sobre un suelo liso y duro, asegúrese de que las patas de la silla tengan pies de goma o almohadillas antideslizantes para evitar que se deslice.

Retire cualquier alfombra portátil, esterilla, cable eléctrico, juguetes de mascotas, muebles bajos u otros objetos del área inmediata alrededor de la silla antes de cada sesión. No necesita una zona despejada grande, solo suficiente para que si se inclina ligeramente o extiende un brazo o una pierna, no contacte con nada inesperado.

Iluminación

La luz natural es ideal para la práctica matutina o de mediodía. Coloque la silla para aprovechar la luz natural disponible, idealmente orientada hacia una ventana o junto a ella, pero sin mirar directamente al sol. La luz natural favorece el estado de alerta, eleva el estado de ánimo y crea una sensación de conexión con el entorno exterior que muchos practicantes encuentran suavemente energizante.

Para la práctica vespertina o en habitaciones con poca luz natural, use una iluminación ambiental y cálida en lugar de fluorescentes duros de techo. El objetivo es tener suficiente luz para practicar cómodamente, ver las manos y los pies con claridad y mantenerse mentalmente despierto, sin la dureza visual que dificulta la relajación. Los reguladores de intensidad, las lámparas de pie o las lámparas de mesita con una tonalidad cálida funcionan bien.

Evite practicar en condiciones de poca luz o en oscuridad. Es tanto una cuestión de seguridad como práctica. El sistema visual contribuye significativamente al sentido de orientación espacial y equilibrio, y practicar con buena luz mantiene todos los sentidos trabajando en armonía.

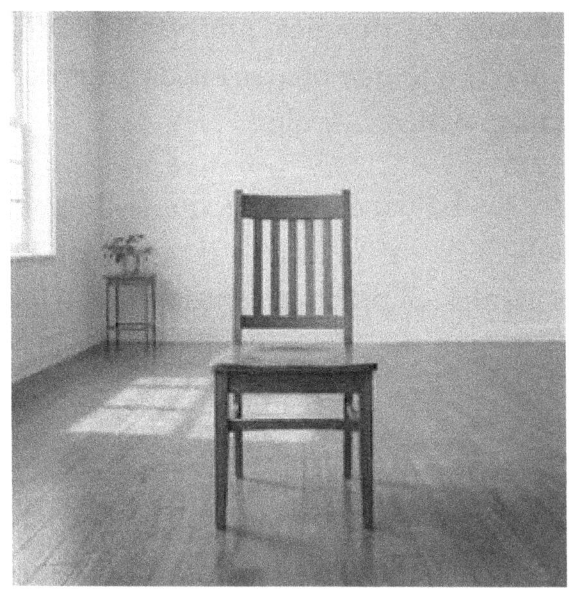

La Configuración del Espacio de Práctica

Entorno sonoro

El silencio es lo óptimo, especialmente en las primeras semanas, cuando está aprendiendo las secuencias de movimientos y trabajando para mantener una atención enfocada. Incluso el ruido de fondo familiar, un televisor encendido en otra habitación, una radio sonando o una conversación de fondo, crea competencia por la atención que no se nota hasta que se practica sin ello y uno se da cuenta de lo mucho más tranquila que se siente la experiencia.

Si en su casa no es posible el silencio completo, pruebe con música instrumental suave sin letra. La música instrumental china tradicional es una elección clásica y está ampliamente disponible en plataformas de streaming. Los sonidos suaves de la naturaleza, la música clásica tranquila o los paisajes sonoros ambientales también funcionan bien. Lo fundamental es que el audio no requiera una escucha activa. Debe quedarse en segundo plano y suavizar el entorno sonoro, no captar la atención.

Apague o silencie el teléfono móvil antes de cada sesión. Si usa un temporizador, configúrelo antes de empezar y coloque el teléfono boca abajo. Los diez minutos que dedica a esta práctica son suyos, y merecen la misma atención protegida que daría a una cita médica o a una comida que de verdad quiere disfrutar.

Temperatura y calidad del aire

Practique en una habitación con una temperatura cómoda y estable. Los músculos fríos son más rígidos y propensos a la incomodidad, así que si su casa está fresca, considere ponerse una prenda ligera de ropa o hacer un calentamiento breve con pequeños movimientos de manos y muñecas antes de comenzar la secuencia principal de la sesión.

El aire fresco, cuando está disponible, potencia el componente respiratorio de la práctica. Si el tiempo lo permite, abrir ligeramente una ventana crea una frescura sutil que muchos practicantes encuentran propicia para una sesión más despejada y alerta.

Crear consistencia en el espacio

Practicar en el mismo lugar físico cada día, o al menos con la mayor consistencia posible, contribuye a lo que los psicólogos conductuales llaman señalización ambiental. El cerebro comienza a asociar un contexto físico específico con un estado mental y físico específico. Con el tiempo, caminar hacia la silla de práctica y sentarse empieza a activar automáticamente un cambio hacia la alerta relajada que requieren las sesiones, antes incluso de haber tomado la primera respiración.

Esto no es algo místico. Es el mismo mecanismo que le hace sentir sueño cuando se tumba en la cama, o hambre cuando se sienta a la mesa de la cocina. Los entornos activan estados. Construya la asociación de forma intencionada y su práctica se volverá progresivamente más fácil de alcanzar, independientemente de cómo esté siendo el día.

Incluso los pequeños detalles constantes ayudan. Colocar la silla de práctica en el mismo sitio cada vez, usar la misma fuente de luz, tener un vaso de agua cerca en el mismo recipiente, estas pequeñas repeticiones refuerzan la señal ambiental y profundizan la asociación con el tiempo.

2.3 La seguridad, ante todo

La seguridad no es una advertencia. Es una práctica.

Antes solía pasar rápidamente por la parte de seguridad en mis clases porque quería llegar a la "parte divertida." Me equivocaba. Aprendí enseguida que la seguridad es la práctica. Moverse con cuidado no es una cuestión de miedo, es una cuestión de tratar al cuerpo con el respeto que se ha ganado.

Ambas cosas requieren conciencia. Ambas requieren honestidad sobre el estado actual. Ambas requieren la voluntad de moverse más despacio de lo que uno cree necesitar, hasta conocer las respuestas del propio cuerpo lo suficientemente bien como para tomar decisiones informadas sobre el ritmo y el rango de movimiento. Cuando se aborda la seguridad desde este espíritu, deja de sentirse como una lista de restricciones y empieza a sentirse como el autorrespeto en acción.

Preparar el entorno antes de cada sesión

Antes de cada sesión de práctica, dedique noventa segundos a revisar el entorno. Esto no es una sugerencia solo para principiantes. Es un hábito que los practicantes experimentados mantienen a lo largo de sus años de práctica, porque los entornos cambian y la atención hacia ellos nunca se vuelve innecesaria.

Recorra el área alrededor de la silla de práctica y despeje cualquier cosa que no estuviera la última vez: una bolsa dejada tras ir a comprar, una mascota que se ha instalado cerca de la silla, un vaso de agua en el suelo cerca, o cualquier otro objeto que ocupe el espacio donde podrían moverse los pies o el cuerpo. Confirme que la silla no se ha desplazado desde la última vez que la usó y que sigue sobre una superficie estable.

Compruebe que el calzado es el adecuado. Para la práctica del Tai Chi en silla, lo ideal son zapatos planos de punta cerrada con suela antideslizante. Las zapatillas deportivas bien ajustadas o los zapatos planos sólidos con suela de goma funcionan bien. Evite los tacones altos, las zapatillas sueltas, las sandalias abiertas por detrás, o cualquier calzado que pueda salirse del pie o no agarrar bien el suelo. Si prefiere practicar con calcetines, elija calcetines con agarre antideslizante en la suela, que están ampliamente disponibles y están diseñados específicamente para actividades donde la estabilidad importa.

Seguridad física durante la práctica

Los movimientos de este programa están diseñados para mantenerse bien dentro del rango de movimiento cómodo. Nunca debe sentir dolor durante ningún ejercicio de este libro. Una leve percepción muscular, esa suave confirmación de que un músculo ha sido suavemente activado o una articulación ha sido movida a través de su rango, es normal y saludable. El dolor agudo, el dolor articular, el dolor en el pecho, los mareos, la falta de aliento, o cualquier sensación que parezca anormal es una señal para detenerse de inmediato.

Cuando se detenga, descanse en la silla. Respire despacio. Si la sensación desaparece rápidamente y puede identificar su causa, como haberse movido demasiado lejos o demasiado rápido en una dirección determinada, puede reanudar la práctica con movimientos más pequeños y cuidadosos. Si la sensación no desaparece, si siente cualquier malestar en el pecho, dificultad para respirar inusual, mareos intensos, o dolor agudo irradiado en cualquier parte del cuerpo, deje la práctica por ese día y consulte con su médico antes de la siguiente sesión.

No practique inmediatamente después de una comida copiosa. Deje pasar al menos noventa minutos entre comer y practicar para permitir que la digestión se asiente y garantizar una respiración profunda cómoda.

Si ha tenido una cirugía reciente, una caída reciente, un brote agudo de lesión, o un período de enfermedad, espere a practicar hasta que tenga el visto bueno médico. El Tai Chi en silla es lo suficientemente suave como para ser apropiado para la mayoría de las condiciones físicas, pero "suave" no es lo mismo que "apropiado para cualquier situación sin ninguna consulta."

Trabajo con su equipo de atención médica

Muchos alumnos llegan al Tai Chi en silla por recomendación de su médico, fisioterapeuta o terapeuta ocupacional, y esta colaboración es genuinamente valiosa. Si tiene un profesional de la salud habitual, considere mencionarle que está empezando este programa. La mayoría lo acogerán con entusiasmo, y algunos pueden tener recomendaciones específicas basadas en su historial de salud individual.

Si tiene condiciones físicas específicas que afectan a su movimiento, como fracturas vertebrales por compresión, osteoporosis grave, eventos cardíacos recientes, presión arterial no controlada, o condiciones neurológicas, consulte con su médico antes de empezar. En la mayoría de los casos la respuesta será una forma modificada de práctica en lugar de evitarla por completo, pero obtener esa orientación primero es la elección responsable y empoderada.

Los fisioterapeutas son aliados especialmente valiosos para los practicantes de Tai Chi en silla. Si actualmente trabaja con un fisioterapeuta, muéstrele este libro. Muchos fisioterapeutas están familiarizados con el Tai Chi como práctica rehabilitadora y pueden ayudarle a adaptar movimientos específicos a sus necesidades particulares.

La silla como punto de apoyo seguro

Una de las características de seguridad más importantes de esta práctica es la que siempre está ahí con usted: la silla. Durante cualquier movimiento en el que se sienta inseguro, puede presionar suavemente las palmas sobre los reposabrazos o la superficie del asiento para restablecer su sensación de arraigo. Durante cualquier movimiento que implique la parte superior del cuerpo, ambos pies permanecen planos en el suelo y ambos isquiones permanecen en contacto con el asiento, proporcionando una base estable de tres puntos.

En la versión de pie del Tai Chi, mantener el equilibrio es un esfuerzo físico activo que requiere microajustes constantes. En el Tai Chi en silla, la silla absorbe ese esfuerzo por completo, lo cual explica por qué la práctica es a la vez más accesible para personas con dificultades de equilibrio y más enfocada para todos los demás. La energía del cuerpo se redirige desde el trabajo de no caerse hacia el trabajo de moverse bien.

Interiorice esto desde el principio: la silla no es una señal de que no sea lo suficientemente fuerte para estar de pie. La silla es la herramienta que hace que cada movimiento sea más limpio, más controlado y más profundamente sentido.

2.4 Cómo prepararse mentalmente para la práctica

El momento antes de empezar

Hay un momento particular que los buenos maestros de Tai Chi cultivan en sus alumnos, y ocurre antes del primer movimiento de cada sesión. Es el momento de la llegada. La transición de ser alguien que está a punto de practicar a alguien que ya está presente en la práctica.

La mayoría de nosotros llegamos a cualquier actividad cargando todavía con el residuo cognitivo de lo que vino antes. La conversación sin resolver de esta mañana, la tarea que sigue sin hacer, la preocupación que surge sin avisar y ocupa espacio en el fondo de la conciencia. Estos no son problemas que resolver antes de poder practicar. Son simplemente el contenido natural de una mente humana llena. Prepararse mentalmente para el Tai Chi en silla no significa vaciar la mente de todo eso. Significa aprender a dejarlo de lado de forma intencionada, como se deja una bolsa al sentarse a una mesa, sabiendo que estará ahí para recogerla cuando se necesite.

Establecer una intención

Una de las herramientas más prácticas y efectivas para la preparación mental es establecer una intención sencilla al comienzo de cada sesión. Una intención en este contexto no es una meta ni un objetivo de rendimiento. Es una cualidad de atención o compromiso que se quiere aportar a los próximos diez minutos.

Las intenciones funcionan mejor cuando son breves, específicas para cómo uno se siente hoy, y completamente bajo su control. Aquí hay ejemplos de intenciones que han servido bien a mis alumnos a lo largo de los años:

- "Me moveré tan despacio como mi respiración lo permita."
- "Observaré dónde estoy acumulando tensión y dejaré que se suavice."
- "Seré paciente conmigo mismo cuando un movimiento se sienta desconocido."
- "Daré estos diez minutos completamente a esta práctica."
- "Trataré a mi cuerpo con amabilidad hoy."

No es necesario escribir la intención, aunque algunos alumnos encuentran eso útil. Simplemente se enuncia en silencio para uno mismo, o incluso solo se forma claramente como pensamiento, al comienzo de la sesión. Este pequeño acto de encuadre intencional tiene un efecto mensurable en la calidad de la práctica que sigue, porque cambia la orientación de la participación pasiva al compromiso activo y con propósito.

La paciencia: la cualidad más importante que aporta

El Tai Chi no es una práctica donde el esfuerzo produce resultados en proporción a su intensidad. De hecho, la relación funciona casi a la inversa. Cuanto más forzado es el intento de moverse, más tensión se introduce en el movimiento, y menos eficazmente se entregan los beneficios del Tai Chi. Cuanto más suave, lento y paciente sea el enfoque, más profundamente llega la práctica.

Esto va en contra del espíritu de la mayoría del ejercicio occidental, construido sobre la premisa de que más esfuerzo es mejor. Aprender a encontrar calidad en la suavidad es una de las primeras y más gratificantes lecciones que enseña el Tai Chi en silla, y es, para muchos alumnos, una que se traslada de forma significativa a cómo abordan otros aspectos de sus vidas.

Dese permiso para ser principiante. Dese permiso para moverse de forma imperfecta. En las primeras semanas de este programa, céntrese en la familiaridad con los movimientos, no en dominarlos. Si un movimiento tarda dos semanas en sentirse natural, eso no es progreso lento. Es exactamente el ritmo correcto.

Muchos alumnos me dicen que la primera semana de práctica se sintió torpe, y que en la tercera semana ya no podían imaginarse haber dejado de practicar. Los alumnos que llegaron a la tercera semana fueron simplemente los que siguieron presentándose sin exigirse estar más avanzados de lo que estaban.

Mantenerse presente durante la práctica

La calidad de atención que aporta a cada movimiento es lo que separa el Tai Chi en silla del estiramiento pasivo o la repetición mecánica de ejercicios. Cuando se mueve con conciencia genuina, sintiendo el peso del brazo, notando la duración de la exhalación, observando la sutil sensación de rotación en la columna, la práctica se convierte en algo vivo. Cuando la mente divaga y el cuerpo se mueve en piloto automático, los movimientos pueden seguir ocurriendo, pero gran parte de lo que hace que el Tai Chi sea únicamente beneficioso se pierde.

Mantenerse presente no requiere una disciplina mental extraordinaria. Requiere una estrategia sencilla y repetible para devolver la atención cuando se desvía. Aquí hay enfoques que funcionan bien para diferentes tipos de personas.

Conciencia de la respiración. El ancla más fácil y fiable para la atención en el momento presente es la respiración. Siempre que note que su mente ha divagado, vuelva a centrar la atención en la sensación del aire entrando por las fosas nasales, llenando los pulmones y soltándose lentamente. Desde ese momento de conciencia de la respiración, deje que el movimiento resurja.

Conciencia de las manos. Durante los movimientos de brazos en particular, centrar la atención en la sensación en las manos, su calor, su peso, el hormigueo que a veces se desarrolla a medida que mejora la circulación, es una forma muy efectiva de mantenerse arraigado en la experiencia física inmediata de la práctica.

Contar ciclos respiratorios. Algunos alumnos encuentran que contar en silencio es útil en las primeras semanas cuando las secuencias de movimiento todavía no son automáticas. Cuente cada exhalación, del uno al diez, luego vuelva a empezar. Esto da a la mente analítica algo sencillo que hacer mientras el resto de la atención se suaviza hacia el movimiento.

Mirada suave. En el Tai Chi tradicional, la dirección de la mirada es parte de la práctica. Para el Tai Chi en silla, un enfoque sencillo y efectivo es dejar que los ojos descansen con una mirada suave y ligeramente desenfocada a unos dos o tres metros delante, a la altura del horizonte. Esta "mirada suave" ligeramente desenfocada está asociada con el mismo cambio del sistema nervioso parasimpático que la respiración profunda y se usa en muchas prácticas contemplativas como herramienta para calmar la actividad mental.

El cierre de cada sesión

Cómo se termina una sesión de práctica importa tanto como cómo se comienza. Levantarse precipitadamente de la silla hacia el siguiente punto del día cierra la sesión sin dejar que sus efectos se asienten.

Después del último movimiento de cada sesión, haga un ciclo completo de respiración por la nariz y suéltela por la boca. Deje que las manos descansen cómodamente en el regazo. Durante treinta a sesenta segundos, simplemente siéntese y observe. ¿Cómo se sienten las manos? ¿Están los hombros más sueltos que al empezar? ¿Respira más despacio? ¿Hay alguna sensación de calor u hormigueo en los brazos, las manos o la columna?

Estas observaciones no son métricas de rendimiento. Son la conversación que el cuerpo está teniendo con usted, y aprender a escucharla es parte de lo que el Tai Chi en silla desarrolla con el tiempo. Los alumnos que se vuelven más sintonizados con su cuerpo a través de esta práctica son los que se dan esos momentos tranquilos de observación, tanto al cierre de las sesiones como gradualmente a lo largo de su vida diaria.

Levántese despacio, especialmente en las primeras semanas. Tómese un momento en la posición sentada antes de levantarse, sea consciente de la transición, y empuje hacia arriba usando los reposabrazos de la silla si están disponibles. No hay prisa. La práctica termina cuando termina, no cuando suena el temporizador.

Ya está preparado para empezar.

Capítulo 3: Fundamentos del Tai Chi en sedestación

Toda práctica hábil tiene una base. En la arquitectura, es el terreno bajo la estructura. En la música, es la capacidad de mantener el ritmo antes de añadir la melodía. En el Tai Chi en silla, la base son tres cosas que trabajan juntas: la respiración, la postura y el movimiento básico. Domine estas tres, aunque sea parcialmente, aunque sea de forma imperfecta, y todo lo demás en este programa llegará de forma más natural y se sentirá más gratificante.

Este capítulo no trata de ejecutar el Tai Chi. Trata de entenderlo desde dentro, de entender qué hace su respiración y por qué, qué hace su columna y por qué, y qué ocurre cuando mueve un miembro con genuina lentitud e intención en lugar de simplemente ir a través de los movimientos. Tómese su tiempo con este capítulo. Léalo una vez para familiarizarse, luego vuelva a él como referencia durante su primera semana de práctica.

3.1 Técnicas de respiración correcta

Por qué la respiración va primero

En la mayoría de los programas de ejercicio convencionales, la respiración es algo secundario. En el Tai Chi en silla, la respiración no es incidental al movimiento. En muchos sentidos, la respiración es el movimiento, y los brazos, el torso y las piernas simplemente expresan lo que la respiración ya está haciendo.

Cuando se respira de forma superficial, rápida e irregular, el cuerpo lo interpreta como una señal de estrés. Las hormonas del estrés aumentan. Los músculos se tensan. Cuando se respira lenta y completamente, ocurre lo contrario. Todo el sistema, muscular, neural, emocional, empieza a suavizarse y abrirse.

Cada secuencia de movimiento en este programa está construida alrededor de la respiración. Esto significa que su primera práctica en Tai Chi no es aprender a moverse. Es aprender a respirar bien.

Respiración diafragmática: la base

Vamos a reaprender a respirar. La mayoría de nosotros respiramos de forma superficial, en el pecho, especialmente cuando estamos estresados. En el Tai Chi, respiramos profundamente hacia el vientre. Piénselo como llenar un globo desde abajo. Esto no es solo una técnica, es una señal para el sistema nervioso de que está a salvo.

Paso 1: Siéntese erguido en su silla de práctica. Coloque una mano plana sobre el pecho y otra mano plana sobre el abdomen inferior, justo debajo del ombligo.

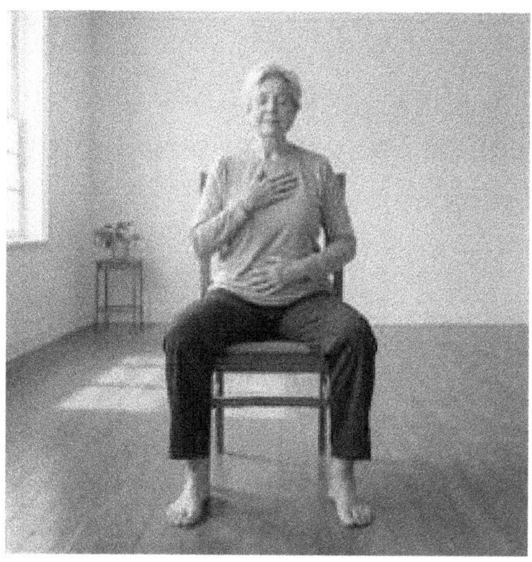

Paso 2: Inhale lentamente por la nariz. Dirija la respiración hacia abajo como si llenara la parte inferior de los pulmones primero. La mano sobre el abdomen debe elevarse suavemente hacia fuera. La mano sobre el pecho debe permanecer relativamente quieta.

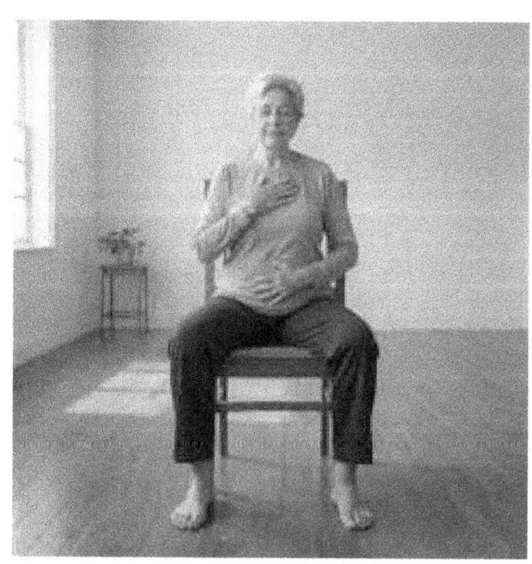

Paso 3: Exhale lentamente por la boca. Permita que el abdomen se suavice hacia dentro a medida que se libera la respiración. Deje que la exhalación sea completamente pasiva, sin empujar ni forzar, simplemente soltando.

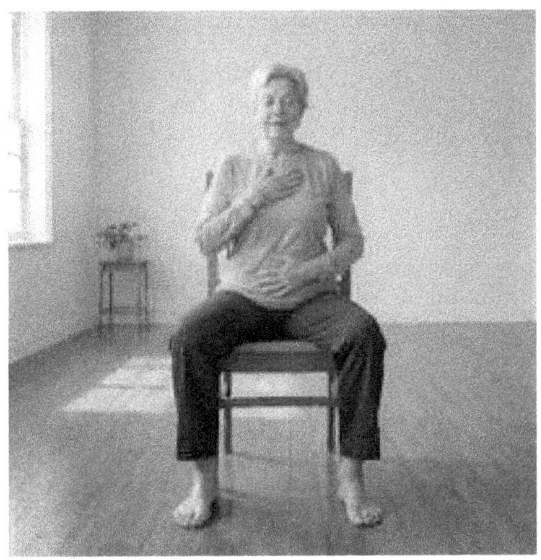

Paso 4: Repita este ciclo cinco o seis veces, centrándose completamente en la sensación del abdomen subiendo y bajando.

Coordinación de la respiración con el movimiento

Una vez que la respiración diafragmática se sienta accesible, combínela con el movimiento. La regla en el Tai Chi en silla es consistente e intuitiva: **los movimientos de apertura se acompañan de la inhalación, los movimientos de cierre se acompañan de la exhalación.**

Un ejemplo sencillo: eleve lentamente ambos brazos desde el regazo hacia los lados y por encima de la cabeza mientras inhala.

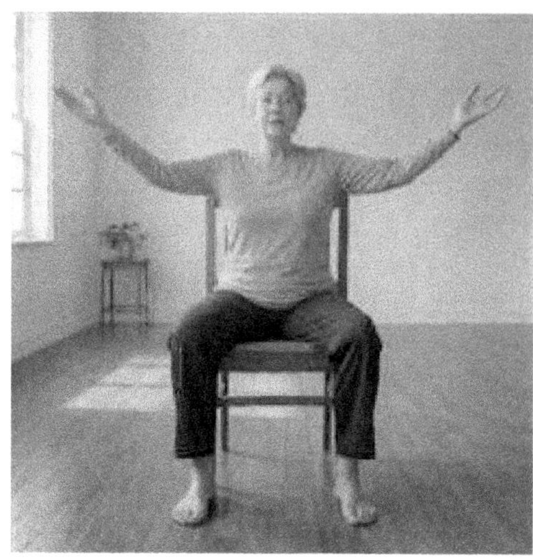

Bájelos lentamente de vuelta al regazo mientras exhala. La inhalación parece elevar los brazos. La exhalación parece guiarlos de vuelta hacia abajo.

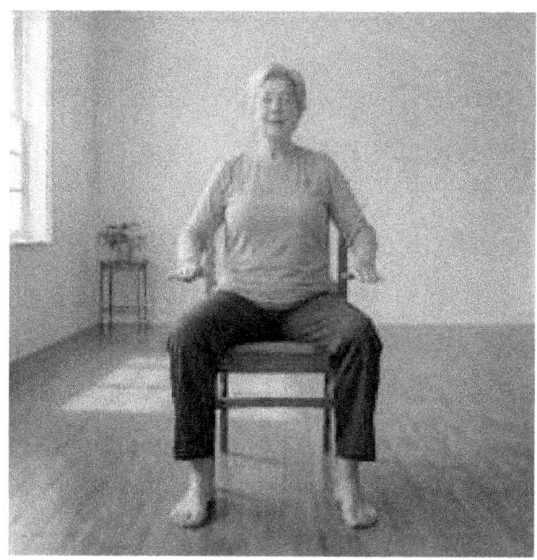

Practique esta simple elevación y bajada de brazos tres veces antes de intentar cualquier otro movimiento de este capítulo. El movimiento siempre debe esperar a la respiración, no al revés.

La exhalación como clave para la relajación

Durante la exhalación, el sistema nervioso parasimpático toma el control y el cuerpo se relaja de forma mensurable. Haga que su exhalación dure al menos tanto como la inhalación, e idealmente un poco más. Si inhala contando hasta cuatro, exhale contando hasta cinco o seis.

3.2 Postura y alineación en sedestación

La postura como arquitectura del movimiento

La buena postura en sedestación en el Tai Chi no es rígida ni forzada. Está organizada, lo que significa que todos los segmentos del cuerpo están apilados en una relación que permite que el peso se transfiera de forma natural, que los músculos trabajen sin sobrecompensación, y que la respiración fluya libremente.

Los elementos de la postura correcta en sedestación

Los isquiones y la pelvis: Siéntese hacia la mitad delantera del asiento. Sienta los dos isquiones haciendo contacto igual y arraigado con el asiento. Desde este arraigo, la columna puede elevarse de forma natural hacia arriba.

La columna vertebral: Imagine un hilo sujeto a la misma coronilla, tirando suavemente de la parte superior del cráneo hacia el techo. La columna se alarga. El pecho se abre ligeramente. La zona lumbar se asienta en su curva natural.

Los hombros: Deje que los hombros se alejen de las orejas. Al comienzo de cada sesión y en cualquier momento durante la práctica en que note que los hombros se elevan, use la exhalación para soltarlos de nuevo hacia abajo.

Las manos y los brazos: En reposo, deje que las manos descansen holgadamente en el regazo. Los dedos no están ni apretados ni rígidamente extendidos, simplemente sueltos.

Los pies: Ambos pies descansan planos en el suelo, separados a la anchura de las caderas. El peso se distribuye uniformemente por todo el pie.

La cabeza y la mirada: La cabeza se asienta equilibrada sobre la columna, con el mentón ni metido bruscamente ni levantado agresivamente. La mirada se dirige hacia adelante con una calidad suave y ligeramente desenfocada.

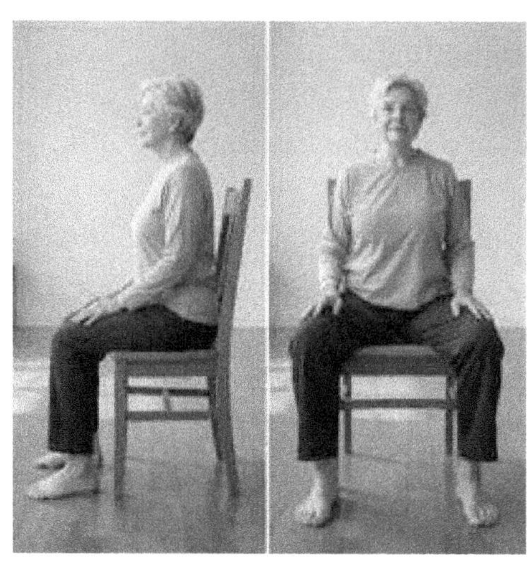

Postura Correcta Sentado

Buena postura frente a errores posturales comunes

Zona lumbar redondeada: La pelvis se inclina hacia atrás, la zona lumbar se redondea, el pecho se hunde. Corrección: ruede la pelvis hacia adelante hasta que los isquiones hagan contacto firme e igual con el asiento.

Arco lumbar excesivo: La pelvis se inclina demasiado hacia adelante. Corrección: lleve el abdomen inferior suavemente hacia dentro y hacia arriba.

Hombros elevados y tensos: Hombros tirados hacia arriba hacia las orejas. Corrección: use la exhalación para soltar, o exagere el encogimiento de hombros, manténgalo dos segundos y luego suéltelo completamente.

Postura de la cabeza hacia adelante: La cabeza sobresale hacia adelante más allá de la línea de los hombros. Corrección: lleve suavemente el mentón hacia atrás hasta que la parte posterior del cuello se alargue.

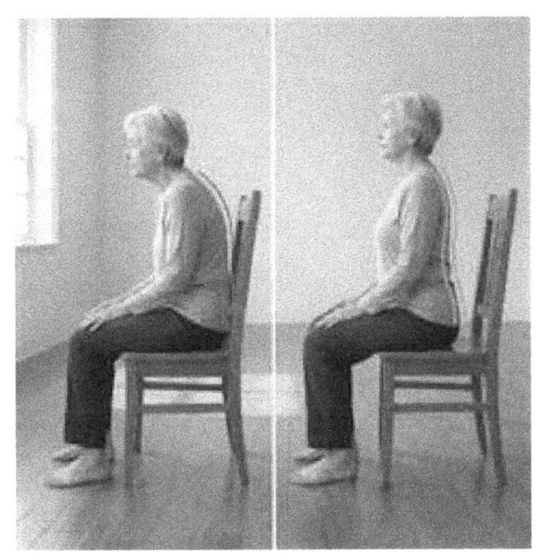

Postura Incorrecta Postura Correcta

3.3 Movimientos básicos: balanceo de brazos, extensiones de pierna y alcances

Moverse con intención

Los tres movimientos fundamentales de esta sección forman los bloques de construcción de cada secuencia de ejercicios en el programa de cuatro semanas que viene a continuación. Antes de intentar cualquier movimiento, restablezca su respiración y postura como se describe en las Secciones 3.1 y 3.2.

3.3.1 Ejercicio 1: Balanceo suave de brazos

Objetivo: Calentar las articulaciones del hombro, aflojar los músculos de la parte superior de la espalda, mejorar la circulación en los brazos y establecer la coordinación fundamental de la respiración con el movimiento.

Posición inicial: Siéntese erguido, pies planos en el suelo separados a la anchura de las caderas, manos descansando holgadamente en el regazo con las palmas hacia abajo, hombros relajados.

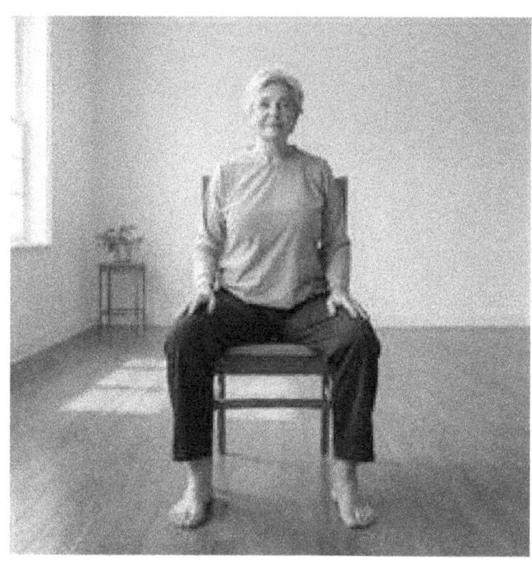

Paso 1: Arraigo y respiración Acomode el peso uniformemente en la silla. Sienta ambos isquiones arraigados. Haga un ciclo completo de respiración diafragmática antes de comenzar cualquier movimiento.

Paso 2: Flotar los brazos hacia adelante En la inhalación, eleve lentamente ambos brazos hacia adelante y hacia arriba desde el regazo, guiando con el dorso de las muñecas. Permita que los brazos suban aproximadamente a la altura de los hombros, con los codos suaves y ligeramente doblados.

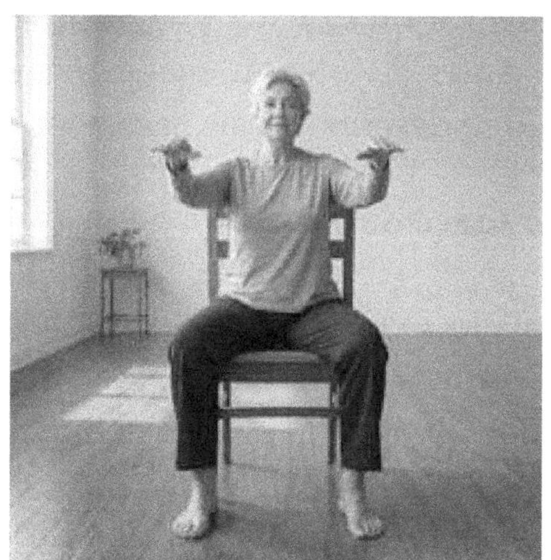

Paso 3: Abrir y expandir En la cima de la inhalación con los brazos a la altura de los hombros, haga una pausa por un momento natural. Sienta la suave expansión a través del pecho y la apertura a través de los hombros.

Paso 4: Bajar en la exhalación Al exhalar, permita lentamente que los brazos floten de vuelta hacia el regazo, con las palmas hacia abajo como si presionaran suavemente el aire debajo de ellas. Los brazos se asientan de vuelta en el regazo solo cuando la exhalación esté completa.

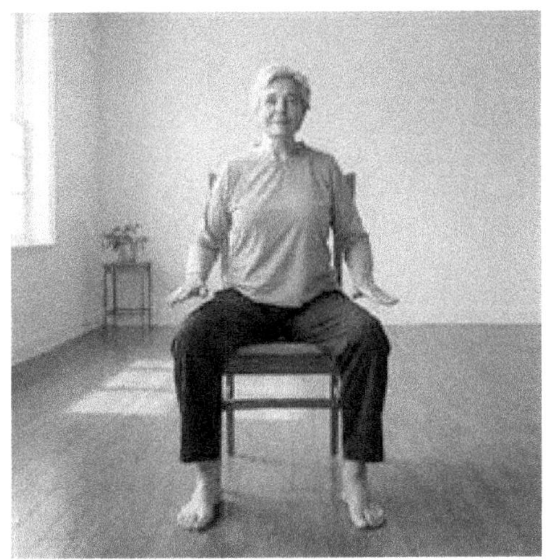

Repeticiones: Cuatro a seis ciclos completos por sesión.

Modificación: Si elevar los brazos a la altura de los hombros causa malestar, limite la elevación a cinco o siete centímetros desde el regazo. El beneficio de la coordinación respiratoria con el movimiento se preserva en cualquier rango.

3.3.2 Ejercicio 2: Extensiones de pierna en sedestación

Objetivo: Activar los cuádriceps y los flexores de cadera, mejorar la movilidad de la articulación de la rodilla, estimular la circulación en los miembros inferiores y desarrollar fuerza suave en las piernas.

Posición inicial: Siéntese erguido, ligeramente hacia adelante en el asiento. Las manos descansan en los muslos o los reposabrazos para apoyo ligero.

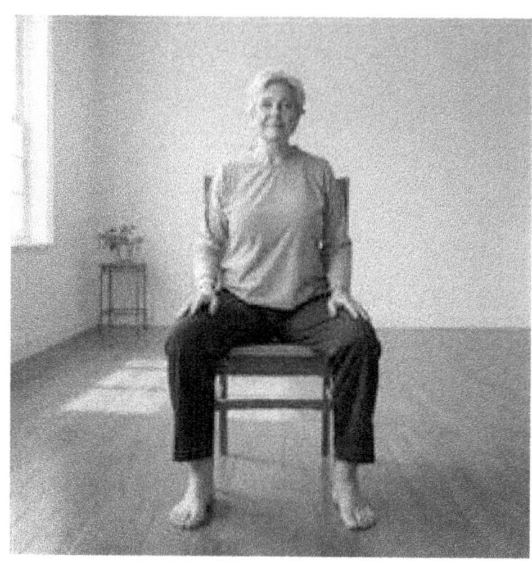

Paso 1: Arraigo y preparación Hunda ambos pies en el suelo. Haga un ciclo de respiración lento. Note el peso de ambas piernas descansando en la silla.

Paso 2: Deslizar y elevar una pierna En la inhalación, deslice lentamente el pie derecho hacia adelante a lo largo del suelo, extendiendo la pierna derecha frente a usted. Flexione suavemente el pie hacia arriba de manera que los dedos apunten hacia el techo.

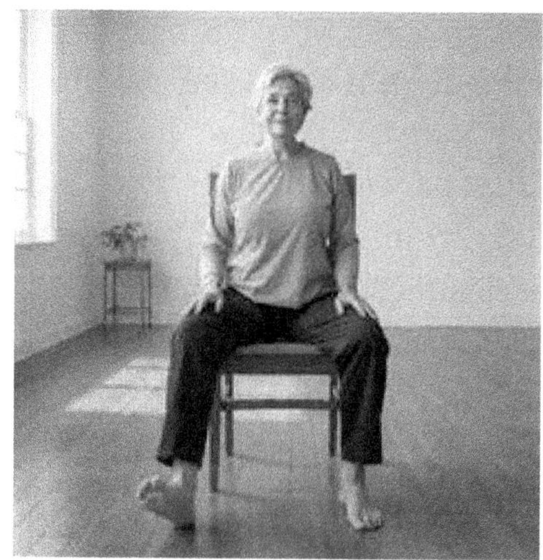

Paso 3: Mantener y respirar En la posición extendida, haga una pausa durante un ciclo de respiración. Note la suave activación a lo largo de la parte superior del muslo. Mantenga el torso erguido y los hombros relajados.

Paso 4: Volver en la exhalación En la exhalación, baje lentamente el pie de vuelta al suelo y deslícelo de vuelta a la posición inicial. Deje que la exhalación guíe el retorno.

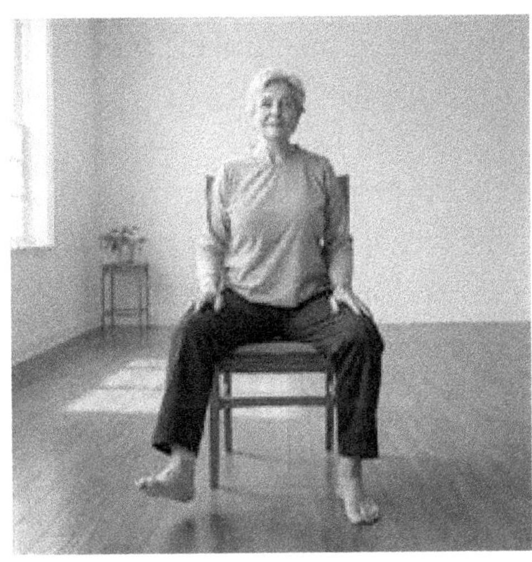

Repeticiones: Tres a cinco ciclos completos alternando lados por sesión.

Modificación: Para rigidez significativa de rodilla, limite la extensión a un deslizamiento muy pequeño hacia adelante. Incluso unos pocos centímetros mantiene el beneficio de la activación neuromuscular.

3.3.3 Ejercicio 3: Extensiones laterales suaves

Objetivo: Estirar los músculos laterales del torso, mejorar la movilidad de la columna torácica, abrir los músculos intercostales para una respiración más profunda, y cultivar un movimiento de alcance fluido.

Posición inicial: Siéntese erguido, pies planos en el suelo separados a la anchura de las caderas, manos descansando ligeramente sobre los muslos.

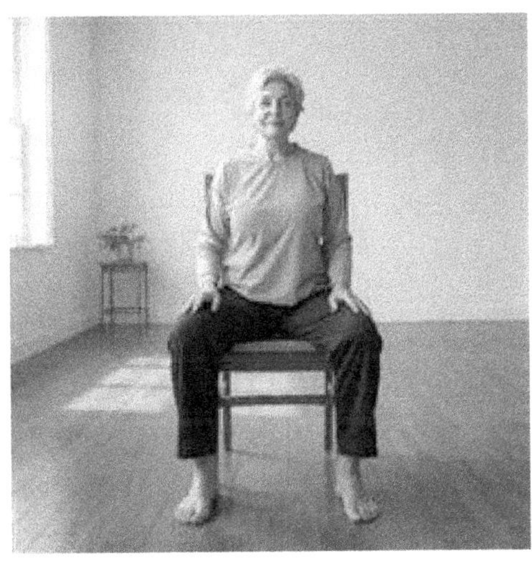

Paso 1: Arraigo y alargamiento Presione ambos pies suavemente en el suelo. Haga una respiración lenta. En la exhalación, sienta que la coronilla se eleva ligeramente.

Paso 2: Elevar el brazo derecho en la inhalación En la inhalación, eleve el brazo derecho hacia arriba y hacia fuera en un arco amplio desde el muslo, pasando por el lateral del cuerpo, hacia arriba en dirección al techo. La mano izquierda permanece sobre el muslo izquierdo para dar estabilidad.

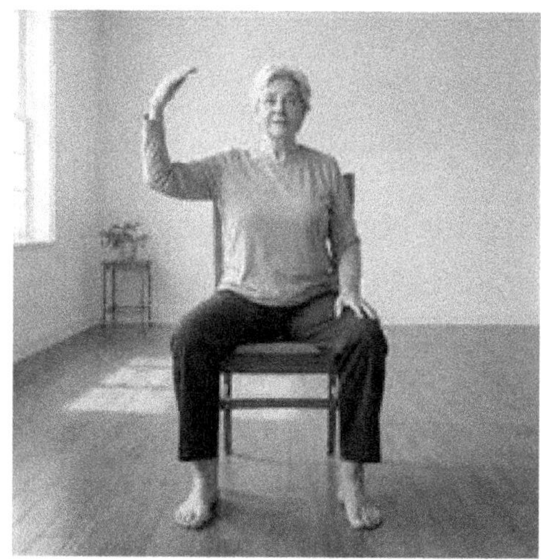

Paso 3: Alcanzar y permitir la inclinación En la cima de la inhalación con el brazo derecho extendido hacia arriba, permita que el cuerpo se incline suavemente hacia la izquierda en respuesta al alcance. Sienta la larga línea de estiramiento desde la cadera derecha a través de la cintura, a través de las costillas, a través del brazo, y hasta las yemas de los dedos.

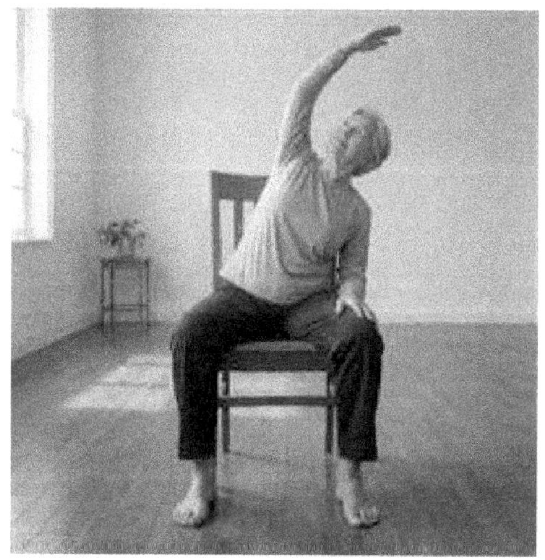

Paso 4: Volver y fluir En la exhalación, baje el brazo derecho de vuelta a través de su arco hacia el regazo. A medida que se acerca, permita que el brazo izquierdo comience su elevación sin pausa, creando un flujo alternativo continuo.

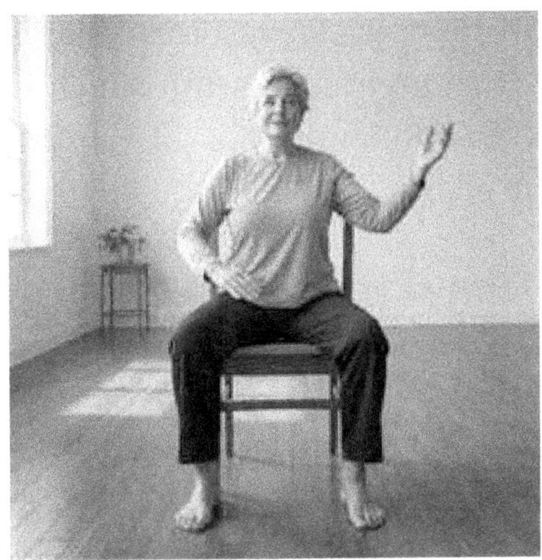

Repeticiones: Tres a cuatro ciclos completos alternando lados por sesión.

Modificación: Si alcanzar por encima de la cabeza causa malestar en el hombro, limite el barrido del brazo a una diagonal hacia adelante en lugar de la extensión completa por encima de la cabeza, manteniendo el beneficio del estiramiento lateral mientras se reduce la exigencia del hombro.

Unir los tres fundamentos

Estos tres elementos, la respiración, la postura y el movimiento básico, no son tres cosas separadas. Son una práctica expresada a través de tres lentes. Cuando la respiración está coordinada con el movimiento, la postura mejora de forma natural. Cuando la postura está alineada, la respiración se profundiza. Cuando los movimientos son lentos e intencionales, tanto la respiración como la postura se regulan por sí solas.

En sus primeras sesiones de práctica, atienda a cada elemento por separado. A lo largo de la primera semana empezará a notar momentos en que se unen de forma natural, en que la respiración lleva un movimiento sin que usted lo gestione deliberadamente, en que un brazo recorre su arco con una calidad de facilidad que le sorprende.

Esos momentos son para lo que este capítulo le ha estado preparando.

Capítulo 4: Movimientos habituales del Tai Chi en silla

A estas alturas ha pasado tiempo con los tres pilares del Tai Chi en silla: la respiración, la postura y los movimientos introductorios que le han dado una sensación vivida de cómo funcionan juntos. El Capítulo 3 abrió la puerta. Este capítulo le lleva a través de ella.

Los movimientos de aquí son el vocabulario central de su programa de cuatro semanas. Cada movimiento tiene su propio propósito, su propio beneficio físico, y su propia relación con la respiración y la alineación. Juntos forman las secuencias que practicará diariamente a lo largo de las próximas semanas.

Una nota importante: los Balanceos de Brazos y los Alcances Laterales introducidos en el Capítulo 3 sentaron las bases para las Secciones 4.1 y 4.2. Esas secciones ahora construyen sobre esa base con refinamientos y mayor detalle de movimiento en lugar de repetir los conceptos básicos desde el principio.

4.1 Balanceo de brazos en sedestación

Construyendo sobre la base

En el Capítulo 3, practicó elevar los brazos hacia adelante y hacia arriba como ejercicio de coordinación respiratoria. El Balanceo de Brazos en Sedestación expande esto en un movimiento más completo y dinámico que añade una calidad de péndulo suave, variación direccional, y compromiso consciente de la cintura escapular.

La articulación del hombro tiene el mayor rango de movimiento de cualquier articulación del cuerpo. En las personas mayores sedentarias, los músculos y el tejido conectivo que rodean el hombro suelen tensarse y acortarse debido a posturas prolongadas orientadas hacia adelante. El movimiento regular de arco completo es una de las formas más efectivas de contrarrestar esta restricción progresiva.

Una alumna en una de mis clases en una residencia de mayores no había podido alcanzarse la parte posterior de la cabeza sin dolor durante casi tres años debido a la rigidez del hombro. Después de cuatro semanas de Balanceos de Brazos diarios, informó de que podía peinarse sin malestar por primera vez desde que tenía poco más de setenta años. Su fisioterapeuta confirmó mejoras mensurables en la rotación externa del hombro en su siguiente cita.

Posición inicial: Siéntese erguido, pies planos en el suelo separados a la anchura de las caderas. Las manos descansan holgadamente en el regazo, palmas orientadas hacia los muslos. Hombros caídos y relajados.

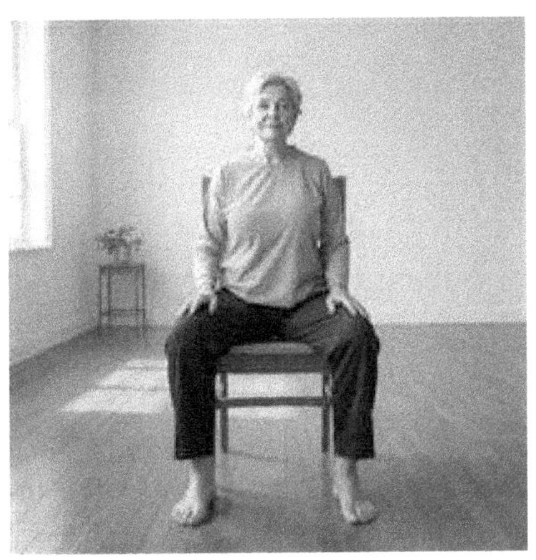

Paso 1: Asentarse y conectar Haga un ciclo completo de respiración antes de comenzar. En la exhalación, deje que los hombros caigan completamente. Sienta el suave peso de las manos relajadas en el regazo.

Paso 2: Balanceo hacia adelante en la inhalación En la inhalación, permita que ambos brazos se balanceen suavemente hacia adelante y hacia arriba, con los codos suaves. Permita un impulso natural muy leve en lugar de una elevación deliberada. Suba a la altura de los hombros o a lo que sea cómodo. Las palmas miran hacia abajo a medida que los brazos suben.

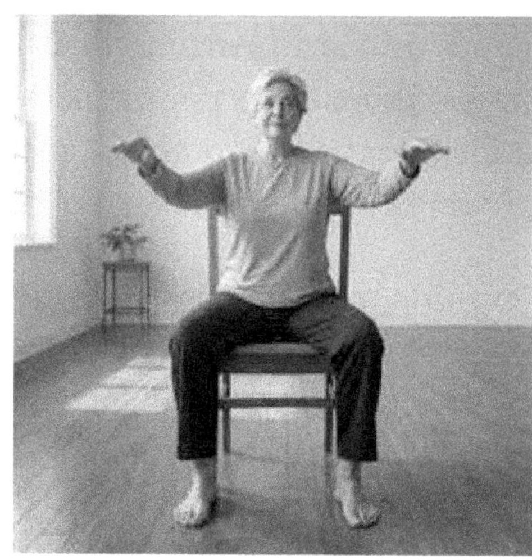

Paso 3: Arco hacia fuera en la cima A la altura de los hombros, sin pausa, permita que los brazos describan un arco suavemente hacia fuera, abriéndose ligeramente el uno del otro, de manera que cuando comiencen a bajar estén ligeramente más separados que el ancho de los hombros.

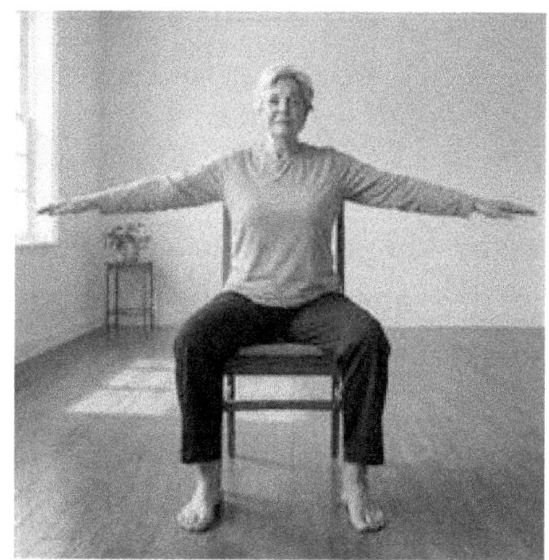

Paso 4: Balanceo de vuelta en la exhalación Al exhalar, permita que los brazos se balanceen de vuelta hacia abajo y ligeramente hacia dentro, volviendo de forma natural al regazo guiados por la exhalación y la gravedad. Deje que las manos aterricen suavemente sin ninguna parada brusca.

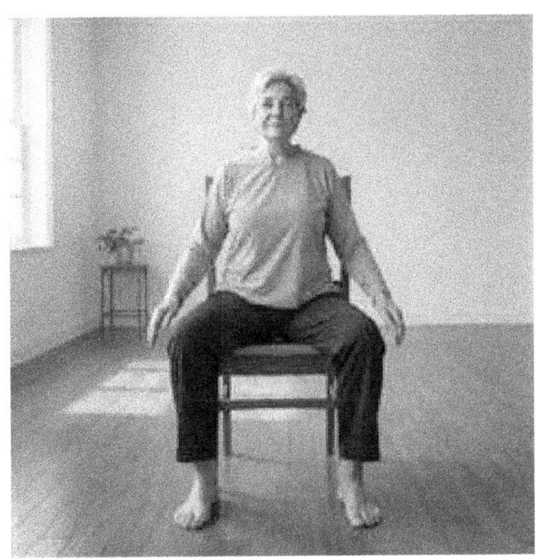

Repeticiones: Seis a ocho ciclos completos por sesión.

Modificación: Quienes tengan impingement de hombro o rango de movimiento limitado deben mantener el arco más pequeño, subiendo solo a la altura del pecho y omitiendo el arco hacia fuera en la cima hasta que el rango de movimiento mejore.

4.2 Extensiones laterales en sedestación

De la introducción a la expresión completa

El Alcance Lateral se introdujo por primera vez en el Capítulo 3 como un estiramiento de un solo brazo. Aquí se desarrolla en una expresión bilateral más completa que alterna lados en una secuencia fluida y añade mayor atención a la rotación espinal que acompaña de forma natural al alcance lateral.

La columna torácica tiende a volverse progresivamente rígida en las personas mayores sedentarias, restringiendo la profundidad respiratoria, contribuyendo a la postura redondeada de la parte superior de la espalda, y limitando la calidad de todo el movimiento de la parte superior del cuerpo. El Alcance Lateral en Sedestación mantiene y restaura directa y accesiblemente la movilidad torácica.

Posición inicial: Siéntese erguido, pies planos en el suelo separados a la anchura de las caderas. Ambas manos descansan ligeramente sobre los muslos. Columna larga. Hombros caídos.

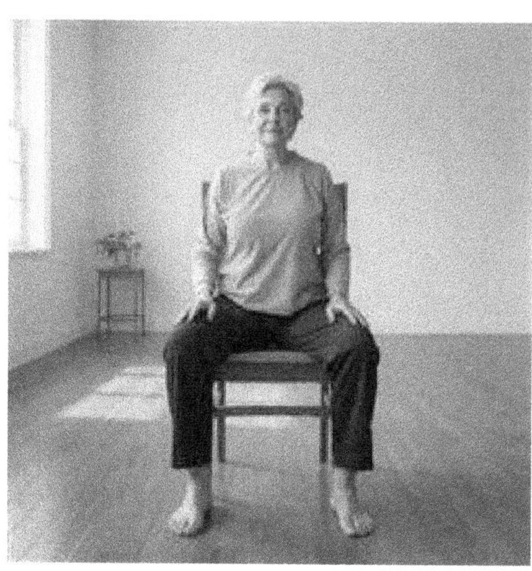

Paso 1: Arraigo y alargamiento Presione ambos pies firmemente en el suelo. Haga una respiración lenta. En la exhalación, sienta que la coronilla se eleva ligeramente a medida que la columna se alarga suavemente hacia arriba.

Paso 2: Elevar el brazo derecho en la inhalación En la inhalación, eleve el brazo derecho hacia arriba y hacia fuera en un arco amplio y generoso desde el muslo, pasando por el lateral del cuerpo y hacia arriba en dirección al techo. La mano izquierda permanece sobre el muslo izquierdo. A medida que el brazo derecho sube, permita que el lado derecho del torso se alargue de forma natural.

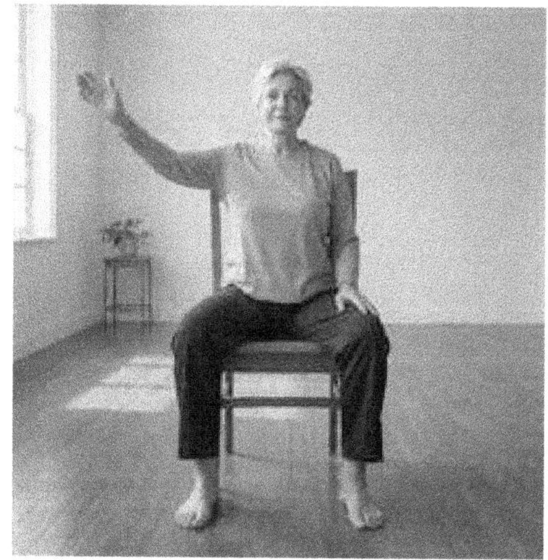

Paso 3: Alcanzar y permitir la inclinación En la cima de la inhalación con el brazo derecho extendido hacia arriba, permita que el cuerpo se incline suavemente hacia la izquierda en respuesta al alcance. El isquion izquierdo presiona más firmemente en el asiento. Sienta la larga línea de estiramiento desde la cadera derecha a través

de la cintura, a través de las costillas, a través del brazo, y hasta las yemas de los dedos.

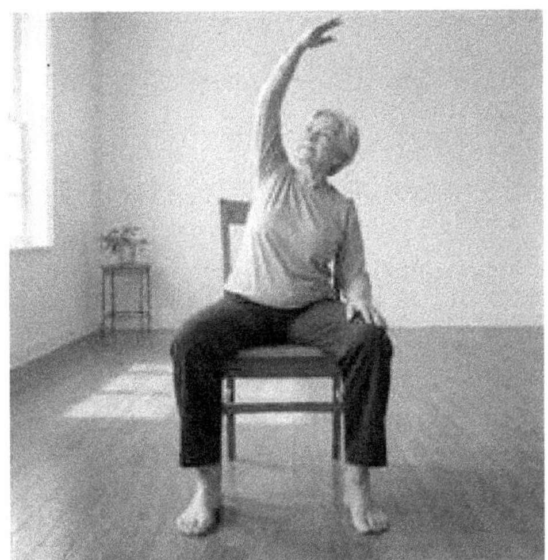

Paso 4: Volver y fluir hacia la izquierda En la exhalación, baje el brazo derecho de vuelta a través de su arco hacia el regazo. A medida que se acerca, permita que el brazo izquierdo comience su elevación sin pausa, creando un ritmo fluido y alternativo como el suave ritmo de una ola lenta.

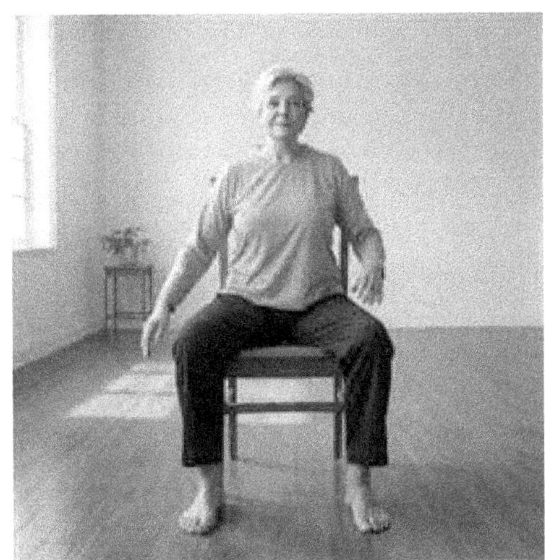

Repeticiones: Cuatro a seis ciclos completos alternando lados por sesión.

Modificación: Quienes tengan limitaciones de hombro pueden realizar el alcance con el codo doblado, elevando la mano hasta la altura de la oreja en lugar de la extensión completa por encima de la cabeza.

4.3 Elevaciones de rodilla en sedestación

Un nuevo movimiento: activación del tren inferior

Mientras que los Balanceos de Brazos y los Alcances Laterales trabajan principalmente a través de la parte superior del cuerpo y el torso, la Elevación de Rodilla en Sedestación introduce una activación deliberada del tren inferior. Construye sobre la Extensión de Pierna del Capítulo 3 cambiando la acción principal de extender la pierna hacia fuera a levantar la rodilla hacia arriba, lo que activa un conjunto diferente de músculos y produce beneficios complementarios.

Los flexores de cadera y cuádriceps que se activan aquí son los músculos más directamente responsables de dar pasos, subir escaleras y levantarse de una silla, lo que los convierte en uno de los grupos musculares más funcionalmente importantes para la independencia diaria en las personas mayores.

Posición inicial: Siéntese erguido, ligeramente hacia adelante en el asiento. Las manos descansan ligeramente sobre los reposabrazos o los muslos. Pies planos en el suelo separados a la anchura de las caderas.

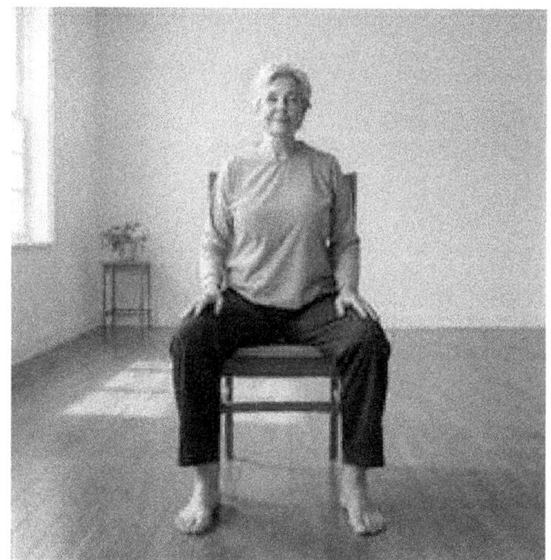

Paso 1: Arraigo y estabilización Hunda ambos pies en el suelo. Haga un ciclo de respiración lento. En la exhalación, active suavemente los abdominales inferiores, llevando el ombligo ligeramente hacia dentro sin retener la respiración.

Paso 2: Elevar la rodilla derecha en la inhalación En la inhalación, levante lentamente el pie derecho del suelo elevando la rodilla derecha hacia arriba. El pie sigue naturalmente a la rodilla. Trate de elevar la rodilla a una altura cómoda. El pie izquierdo permanece firmemente en el suelo.

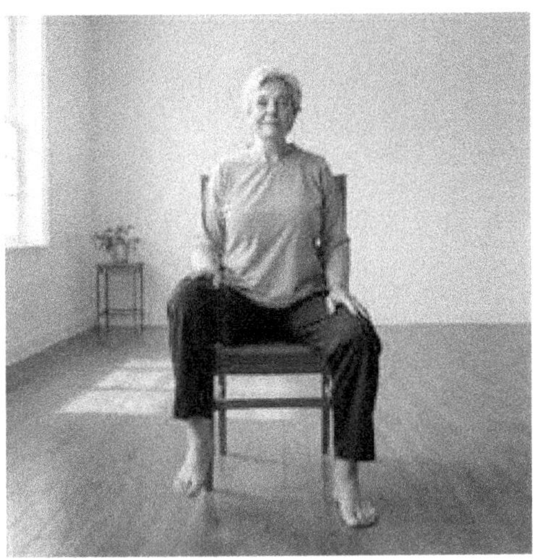

Paso 3: Mantener en la cima En la cima de la inhalación, mantenga la rodilla a su altura elevada durante una pausa natural de respiración. Mantenga el torso erguido. Resista la tendencia a inclinarse hacia atrás a medida que la rodilla sube.

Paso 4: Bajar en la exhalación En la exhalación, baje lentamente el pie derecho de vuelta al suelo, colocándolo con control en lugar de dejarlo caer. Sienta el pie haciendo contacto deliberado y arraigado con el suelo antes de pasar la atención al lado izquierdo.

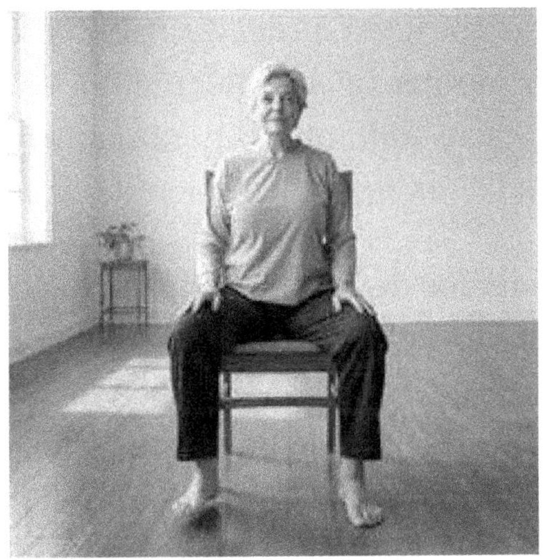

Repeticiones: Cuatro a seis ciclos completos alternando lados por sesión.

Variación: Después de elevar la rodilla, añada una extensión suave de pierna desde la rodilla, estirando ligeramente la pierna inferior antes de volver el pie al suelo.

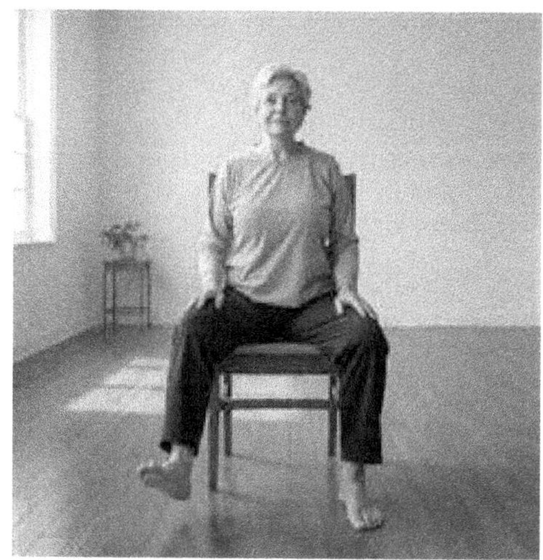

Modificación: Para prótesis de cadera o artritis de cadera significativa, simplemente eleve el talón del suelo con una elevación mínima de la rodilla.

4.4 Empuje de Tai Chi

El lenguaje del Tai Chi en movimiento

El movimiento de Empuje se inspira directamente en uno de los gestos fundamentales de la forma tradicional del Tai Chi, conocido en chino como *An*, que significa presionar o empujar hacia adelante. En el Tai Chi en silla se adapta como un empuje bilateral hacia adelante y ligeramente hacia abajo desde el pecho, ejecutado con el pleno peso de la respiración lenta y la intención deliberada.

A diferencia de los movimientos de balanceo de brazos que dependen del impulso de péndulo, el Empuje está impulsado completamente desde dentro. Requiere la plena cooperación de la respiración, la postura y la atención. Los músculos activados son los mismos que se usan para empujar una puerta pesada, apoyarse contra una superficie, y cualquier actividad que requiera fuerza controlada hacia adelante.

Posición inicial: Siéntese erguido, pies planos en el suelo. Lleve ambas manos a la altura del pecho, palmas orientadas hacia adelante y ligeramente hacia abajo, dedos apuntando hacia arriba. Codos doblados y posicionados frente a la caja torácica justo por debajo del nivel de los hombros.

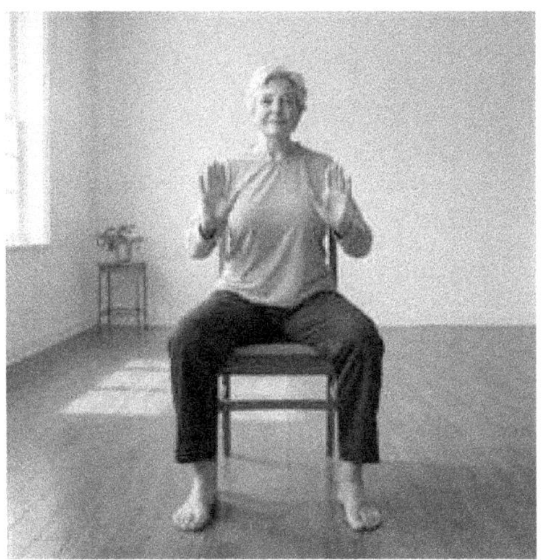

Paso 1: Recopilar y arraigarse Sienta el peso de las manos a la altura del pecho. Hunda los pies firmemente. Haga una respiración lenta para asentarse y encontrar la postura. Note la suave activación de los músculos del hombro manteniendo las manos a la altura del pecho sin tensión.

Paso 2: Comenzar el empuje en la exhalación Al comenzar una exhalación larga y lenta, presione ambas palmas hacia adelante y muy ligeramente hacia abajo, como si presionara contra una superficie resistente pero que cede a la altura del pecho. Los brazos se extienden lenta y constantemente a medida que avanza la exhalación.

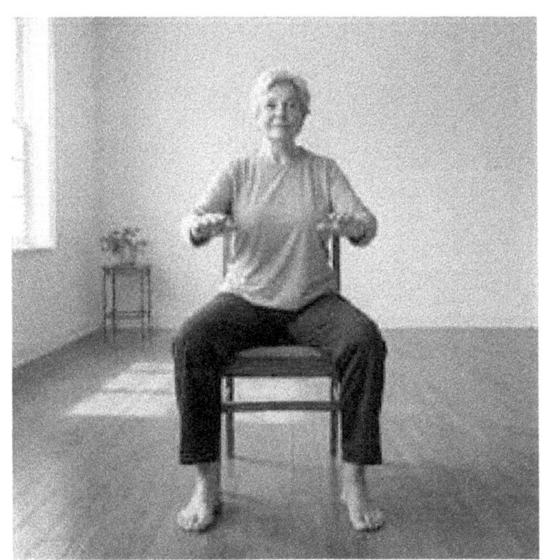

Paso 3: Extensión completa al final de la exhalación Cuando la exhalación se complete, los brazos están extendidos hacia adelante con los codos permaneciendo suavemente doblados, palmas hacia adelante, dedos apuntando hacia arriba. No bloquee los codos. Haga una breve pausa en la extensión completa.

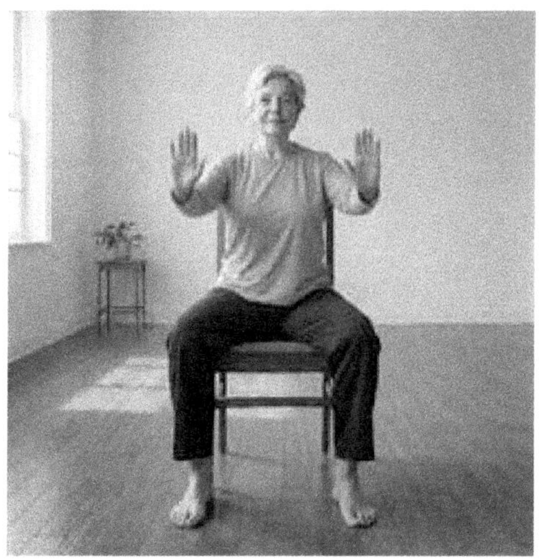

Paso 4: Volver en la inhalación Al inhalar, lleve ambas manos lentamente de vuelta hacia el pecho, doblando los codos y volviendo por el camino del empuje. Las muñecas lideran el retorno, llevándose hacia dentro como si reunieran algo hacia el centro del pecho.

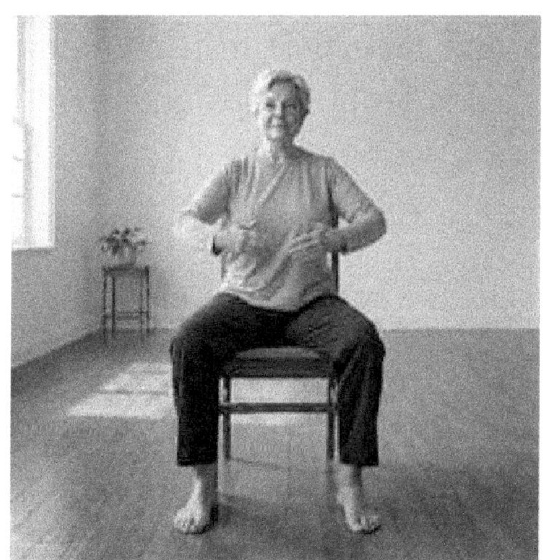

Repeticiones: Cuatro a seis ciclos completos de empuje y retorno por sesión.

Modificación: Quienes tengan limitaciones de hombro pueden realizar un empuje más pequeño, extendiendo los brazos solo parcialmente hacia adelante manteniendo la misma coordinación respiratoria y calidad intencional.

4.5 Marcha de Tai Chi en silla

Caminar sin levantarse

La Marcha de Tai Chi en Silla simula la coordinación alternativa de piernas y brazos al caminar, realizada completamente desde la silla. Activa los flexores de cadera, los cuádriceps y los estabilizadores del núcleo mientras entrena la coordinación neural cruzada fundamental para una marcha fluida y segura en la vida diaria.

Para muchas personas mayores, la conexión entre el brazo derecho y la pierna izquierda, y entre el brazo izquierdo y la pierna derecha, se ha vuelto menos sincronizada a lo largo de años de actividad reducida. La Marcha de Tai Chi en Silla entrena directamente estas vías en un entorno seguro en sedestación donde los beneficios luego se transfieren a caminar de verdad.

Posición inicial: Siéntese erguido con los pies planos en el suelo separados a la anchura de las caderas. Los brazos cuelgan holgadamente a los lados, manos a la altura de las caderas. Columna larga, hombros caídos.

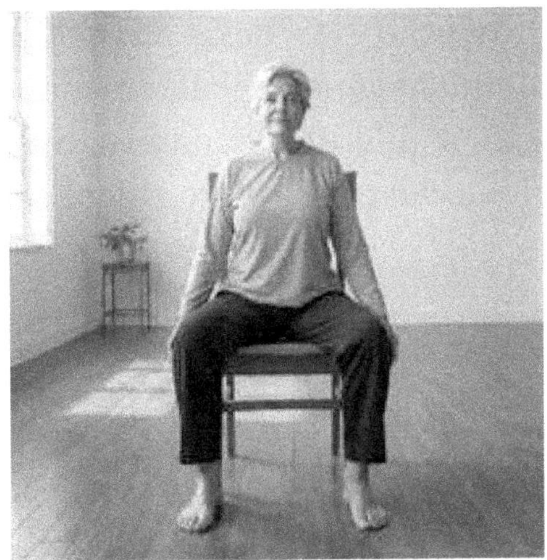

Paso 1: Encontrar el ritmo de la respiración Antes de comenzar cualquier movimiento de miembros, respire durante dos ciclos completos y sienta el ritmo natural de la respiración. La Marcha de Tai Chi en Silla usa un ciclo de respiración más largo, inhalando durante dos pasos y exhalando durante dos pasos, de modo que la respiración se siente sin prisa incluso cuando los movimientos de piernas y brazos se alternan de forma continua.

Paso 2: Elevar la rodilla derecha y balancear el brazo izquierdo En el primer tiempo de la inhalación, eleve la rodilla derecha hacia arriba mientras simultáneamente permite que el brazo izquierdo se balancee hacia adelante desde la cadera, como si diera un paso natural al caminar. El brazo derecho se mueve ligeramente hacia atrás, imitando la coordinación brazo opuesto, pierna opuesta de caminar de verdad.

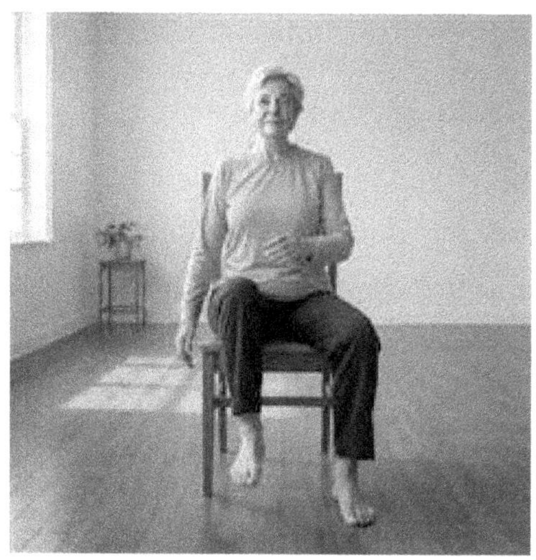

Paso 3: Transición a rodilla izquierda y brazo derecho En el segundo tiempo de la inhalación, baje el pie derecho de vuelta al suelo mientras eleva la rodilla izquierda hacia arriba, simultáneamente balanceando el brazo derecho hacia adelante mientras el brazo izquierdo se mueve ligeramente hacia atrás. La transición es fluida y continua, sin pausa entre lados.

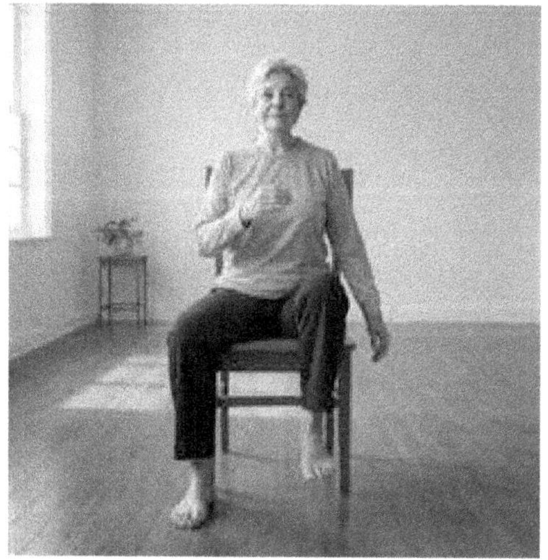

Paso 4: Continuar a través de la exhalación En la exhalación, continúe el patrón alternativo durante dos tiempos más, derecho e izquierdo. Permita que el ritmo

encuentre su propio paso natural, uno que coincida con la respiración sin necesidad de contar. Los brazos y las piernas deben empezar a sentirse como un todo coordinado.

Repeticiones: Seis a ocho ciclos completos de respiración, aproximadamente ocho a doce pasos alternos por lado, por sesión.

Modificación: Quienes tengan una tensión significativa en los flexores de cadera pueden simplemente elevar el talón del suelo mientras presionan los dedos del pie hacia abajo, combinado con el balanceo del brazo. El entrenamiento de coordinación cruzada se preserva incluso en este rango mínimo.

Unir los movimientos

Los cinco movimientos de este capítulo le dan ahora una sesión de práctica completa y equilibrada cuando se combinan con los fundamentos de respiración y postura del Capítulo 3. Los Balanceos de Brazos calientan la cintura escapular. Los Alcances Laterales abren la columna torácica y el cuerpo lateral. Las Elevaciones de Rodilla activan los flexores de cadera y el tren inferior. El Empuje desarrolla fuerza coordinada de la parte superior del cuerpo y fuerza intencional. La Marcha de Tai Chi en Silla sintetiza todo en el patrón de movimiento más funcionalmente relevante de la vida diaria.

Practicados en este orden, cada movimiento prepara al cuerpo para el siguiente. Apréndalos bien ahora. El tiempo que invierta aquí rendirá dividendos en cada sesión que siga.

Capítulo 5: Semana 1 – Introducción suave a los movimientos

Bienvenido a su primera semana de práctica. Aquí es donde todo lo que ha leído se convierte en algo que realmente siente.

Su única tarea esta semana es presentarse. No se preocupe por hacer los movimientos perfectamente ni por sentir un "esfuerzo muscular." Simplemente acostúmbrese a sentarse en la silla, tomar una respiración y mover el cuerpo con intención. Si al principio se siente algo torpe, lo está haciendo bien.

Cada sesión diaria esta semana sigue la misma estructura sencilla: un calentamiento para preparar las articulaciones, una verificación de respiración y postura para anclar la atención, y los movimientos introductorios que forman la base de su práctica. Mantenga la misma silla, el mismo espacio y la misma hora del día siempre que sea posible. Preséntese. Muévase suavemente. Respire. Eso es toda la tarea de la Semana 1.

5.1 Calentamiento: estiramientos suaves

Por qué el calentamiento importa

Las articulaciones frías y los músculos tensos no se mueven bien, y pedirles que se muevan a través de secuencias de Tai Chi sin preparación es la causa más común de las pequeñas molestias que desaniman a los principiantes a continuar. El calentamiento no es opcional. Es el primer movimiento de su práctica.

Los tres ejercicios de calentamiento que siguen llevan aproximadamente dos o tres minutos y preparan sistemáticamente las articulaciones más implicadas en el Tai Chi en silla: el cuello, los hombros y las muñecas.

5.1.1 Ejercicio de calentamiento 1: Rotaciones de cuello

Objetivo: Liberar la tensión habitual en la columna cervical y los músculos del cuello circundantes, mejorando el rango de movimiento cervical y reduciendo la rigidez que muchas personas llevan por la posición al dormir o por pasar demasiado tiempo frente a una pantalla.

Posición inicial: Siéntese erguido, pies planos, manos en el regazo. Columna larga, hombros caídos.

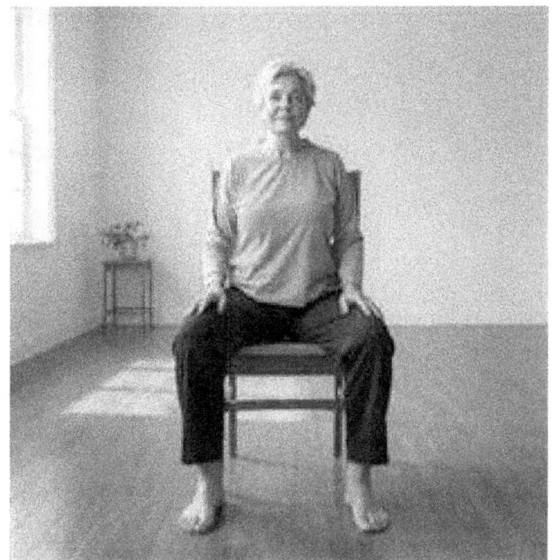

Paso 1: Haga una respiración completa. En la exhalación, deje que el mentón caiga suavemente hacia el pecho y sienta el estiramiento en la parte posterior del cuello.

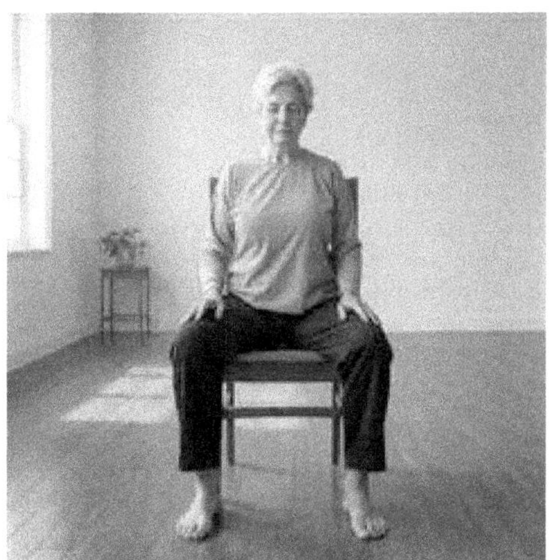

Paso 2: Inhalando, ruede lentamente la cabeza hacia la derecha, llevando la oreja derecha hacia el hombro derecho. Mantenga el hombro abajo. Es la oreja la que va al hombro, no el hombro el que va a la oreja.

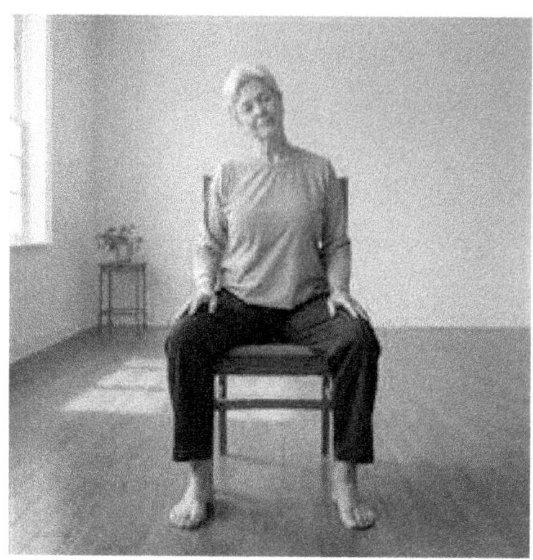

Paso 3: Haga una pausa natural respiratoria en el lado derecho, luego exhale mientras rueda el mentón lentamente de vuelta hacia el pecho a través del arco frontal.

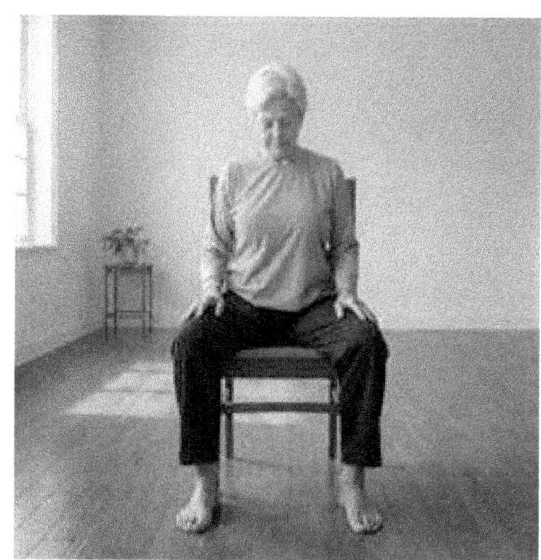

Paso 4: Inhalando, continúe rodando hacia la izquierda, con la oreja izquierda moviéndose hacia el hombro izquierdo. Haga una pausa, respire, luego exhale y lleve el mentón al centro y suba lentamente la cabeza a la posición neutra.

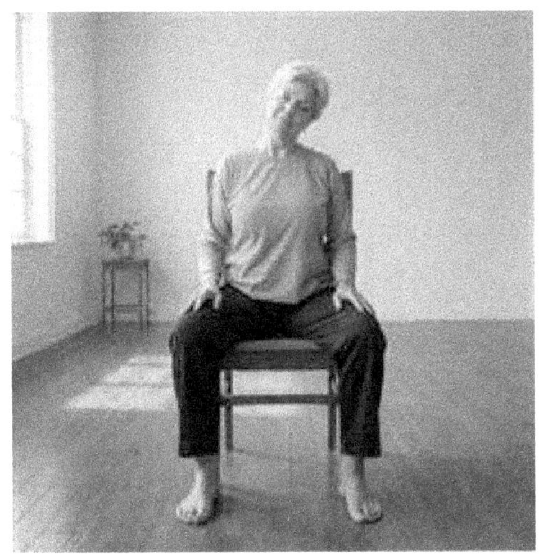

Repeticiones: Dos rotaciones lentas completas en cada dirección.

Nota importante: No ruede la cabeza hacia atrás para completar un círculo completo. Mantenga todo el movimiento del cuello en el semiarco frontal únicamente.

5.1.2 Ejercicio de calentamiento 2: Rotaciones de hombros

Objetivo: Calentar la articulación del hombro, liberar la tensión del trapecio superior y activar la circulación a través de la cintura escapular antes de los movimientos de brazos de la práctica principal.

Posición inicial: Siéntese erguido, pies planos, manos descansando holgadamente en el regazo. Hombros caídos.

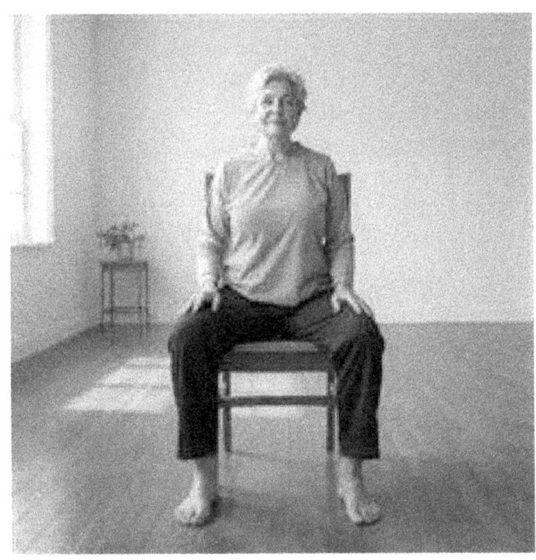

Paso 1: Inhale y lleve ambos hombros lentamente hacia las orejas en un encogimiento deliberado y pausado.

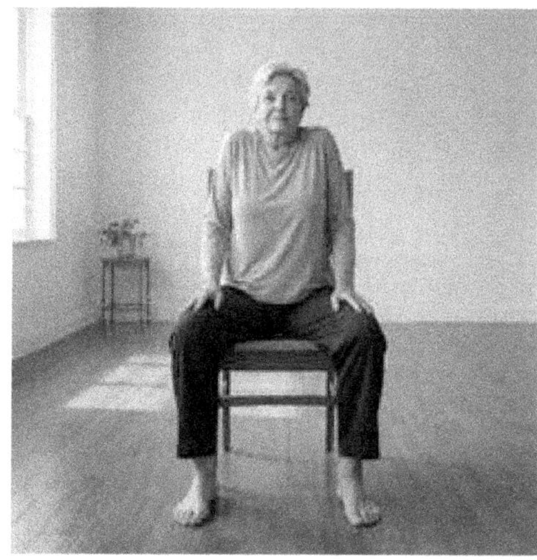

Paso 2: En la cima de la inhalación, ruede ambos hombros hacia atrás, apretando suavemente los omóplatos el uno hacia el otro. Luego exhale mientras los hombros rueden hacia abajo, soltándose completamente de las orejas.

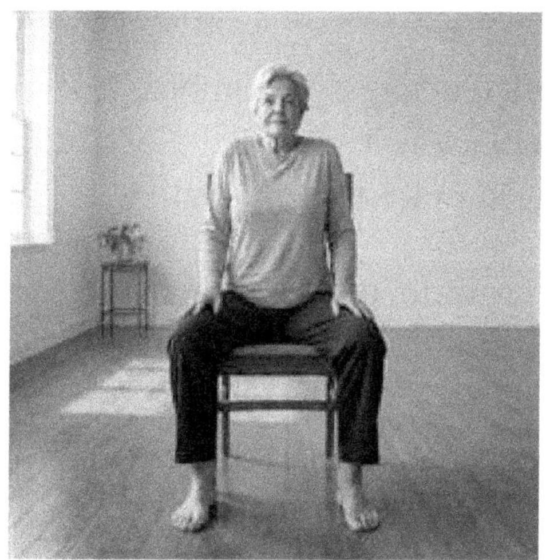

Paso 3: Continúe el movimiento hacia adelante en un círculo suave, volviendo a la posición inicial. Después de tres círculos hacia adelante, invierta la dirección para tres círculos más.

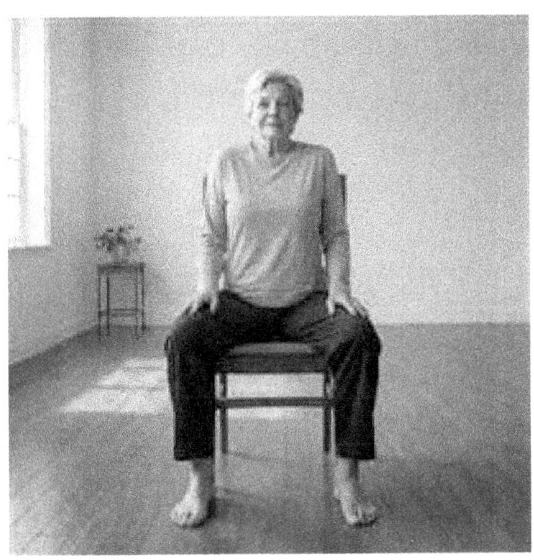
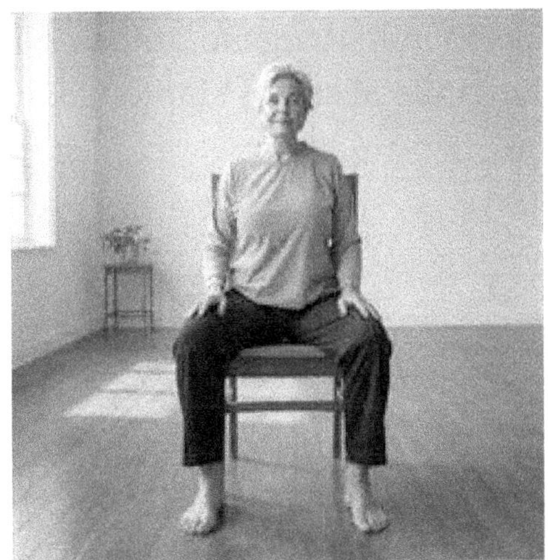

Repeticiones: Tres círculos hacia adelante, tres círculos hacia atrás.

5.1.3 Ejercicio de calentamiento 3: Flexiones y círculos de muñeca

Objetivo: Calentar las articulaciones de la muñeca y los tendones de los dedos, mejorando la circulación y la movilidad de las manos antes de los movimientos que requieren extensión de brazos y gestos de empuje.

Posición inicial: Siéntese erguido. Levante ambos antebrazos hasta el nivel del regazo, con los codos suavemente doblados a los lados, palmas hacia abajo.

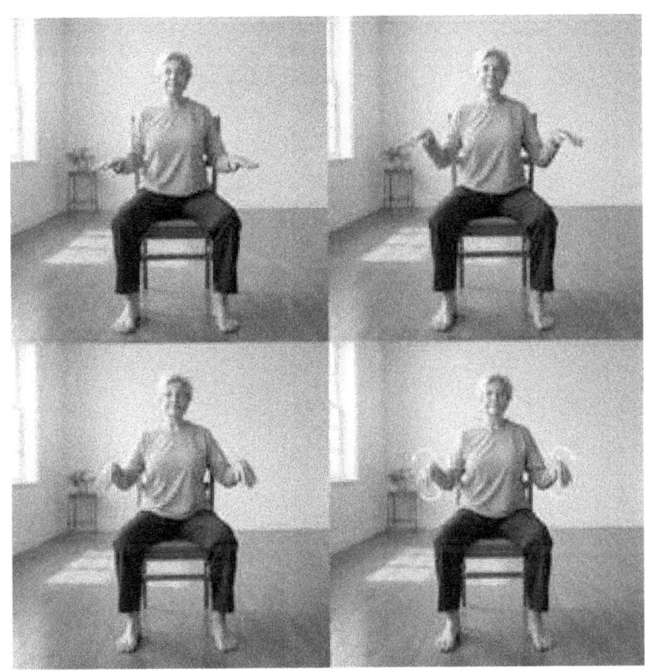

Paso 1: Flexione lentamente ambas muñecas hacia abajo, con las yemas de los dedos apuntando al suelo. Mantenga durante una respiración.

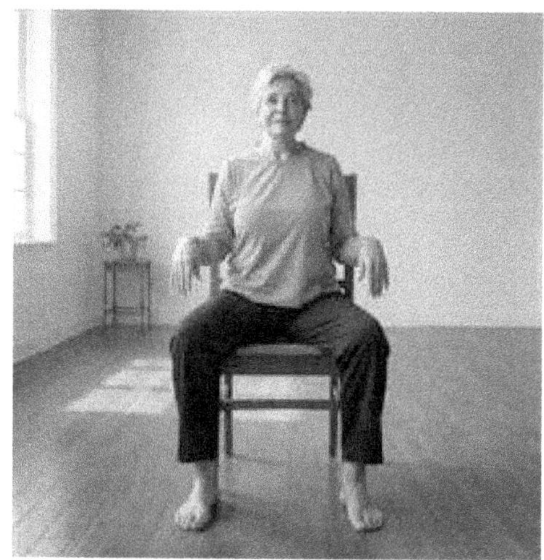

Paso 2: Extienda lentamente ambas muñecas hacia arriba, con las yemas de los dedos apuntando al techo. Mantenga durante una respiración.

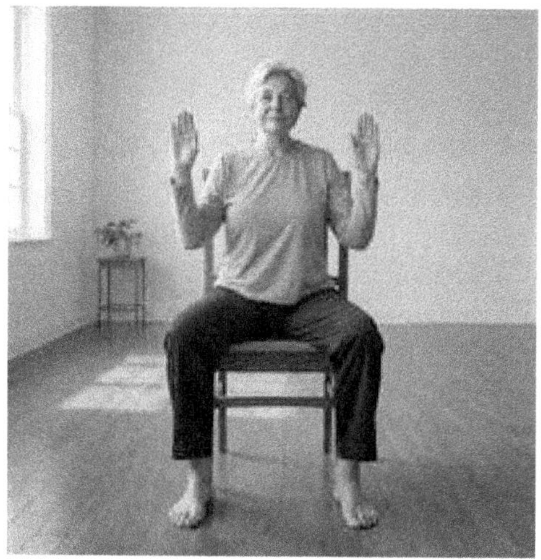

Paso 3: Forme puños sueltos y relajados.

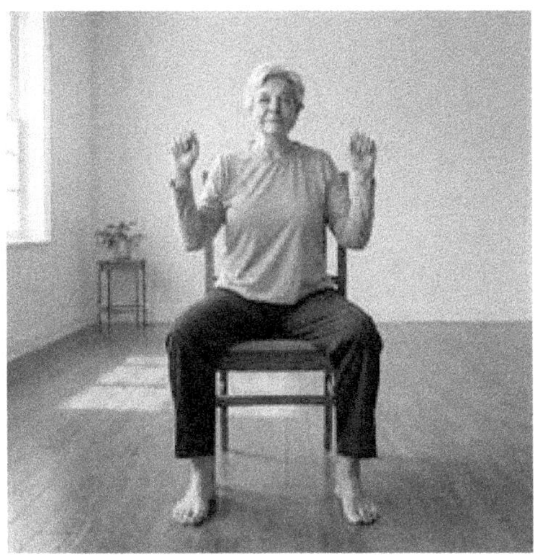

Paso 4: Comience círculos lentos de muñeca en una dirección durante cuatro círculos.

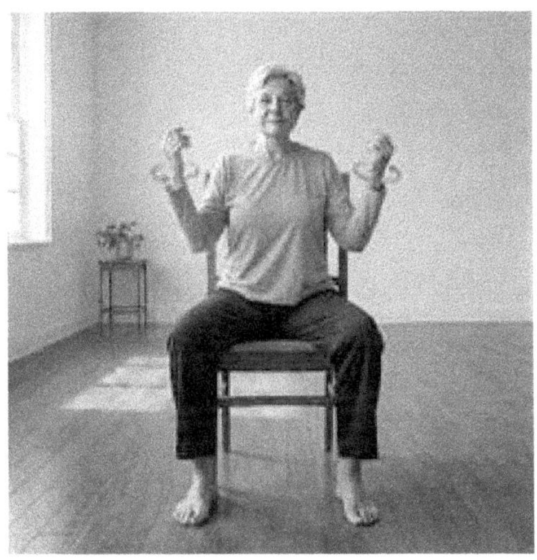

Paso 5: Invierta la dirección de la muñeca y circule cuatro veces más.

Paso 6: Termine extendiendo todos los dedos bien abiertos, manteniéndolos durante dos respiraciones y luego soltando.

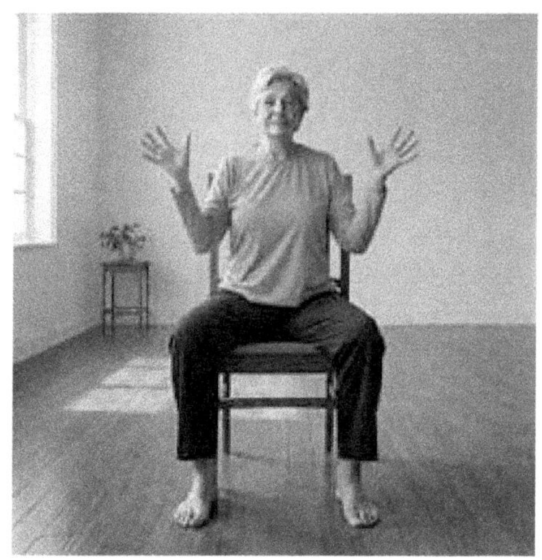

Repeticiones: Una secuencia completa tal como se describe.

5.2 Respiración básica y postura

Su verificación diaria

Después del calentamiento, dedique sesenta segundos a una verificación deliberada de respiración y postura antes de comenzar cualquiera de las secuencias de movimiento descritas en el Capítulo 3. Este momento de transición es una recalibración activa que establece la calidad de todo lo que sigue.

En la Semana 1 ya ha leído las instrucciones detalladas tanto de la respiración diafragmática como de la alineación en sedestación en el Capítulo 3. Lo que sigue es la versión condensada y práctica para usar al comienzo de cada sesión a lo largo del programa de cuatro semanas.

La verificación de respiración y postura de la Semana 1

Paso 1: Presione ambos pies firme y uniformemente en el suelo. Sienta el suelo.

Paso 2: Ruede la pelvis ligeramente hacia adelante hasta que sienta ambos isquiones en contacto claro y uniforme con el asiento.

Paso 3: Imagine el hilo en la coronilla tirando suavemente hacia arriba. Deje que la columna se alargue sin ponerse rígida.

Paso 4: Haga una inhalación completa, luego exhale y deje que los hombros caigan completamente de las orejas.

Paso 5: Deje que las manos descansen holgadamente en el regazo, con los dedos sin curvar y blandos.

Paso 6: Haga tres respiraciones diafragmáticas completas, con el vientre subiendo en la inhalación y suavizándose en la exhalación. Haga cada exhalación ligeramente más larga que cada inhalación.

En la tercera respiración debería sentirse mensurablemente más asentado que cuando se sentó.

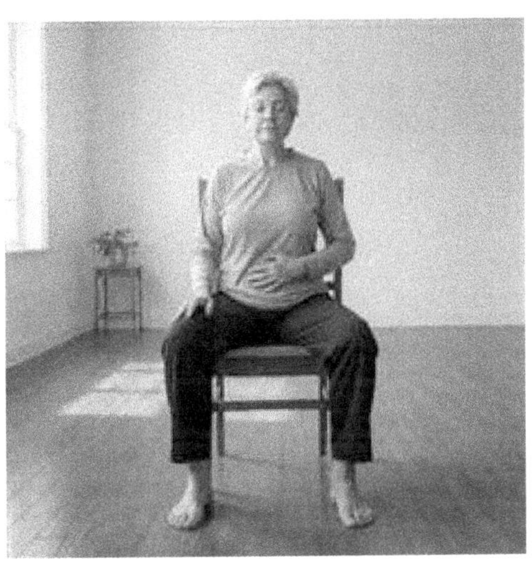

5.3 Flexiones hacia adelante en sedestación

Un nuevo movimiento: flexión espinal

La Flexión hacia Adelante en Sedestación introduce la flexión hacia adelante, una nueva dirección del movimiento espinal que aún no se ha cubierto en el programa. Mientras que el Capítulo 3 se centró en el alargamiento de la columna y los Alcances Laterales exploraron el movimiento lateral, la Flexión hacia Adelante en Sedestación mueve la columna en una inclinación hacia adelante suave y con apoyo que estira toda la cadena posterior, los músculos que recorren la parte posterior del cuerpo desde la base del cráneo hacia abajo a través de la zona lumbar, los glúteos y los isquiotibiales.

Esta tensión en la cadena posterior es casi universal en las personas mayores sedentarias. Contribuye al dolor lumbar, al redondeamiento postural y a la reducción de la capacidad de doblarse hacia adelante en las actividades diarias. La Flexión hacia Adelante en Sedestación lo aborda directamente sin ninguno de los riesgos que presentaría una flexión hacia adelante en el suelo.

Este es un movimiento de liberación, no de esfuerzo. El objetivo nunca es alcanzar una profundidad determinada. El objetivo es respirar en el estiramiento y dejar que la gravedad haga el trabajo de forma gradual y suave.

Posición inicial: Siéntese erguido en la mitad delantera del asiento, pies planos en el suelo separados a la anchura de las caderas o ligeramente más. Las manos descansan en los muslos. Columna alargada.

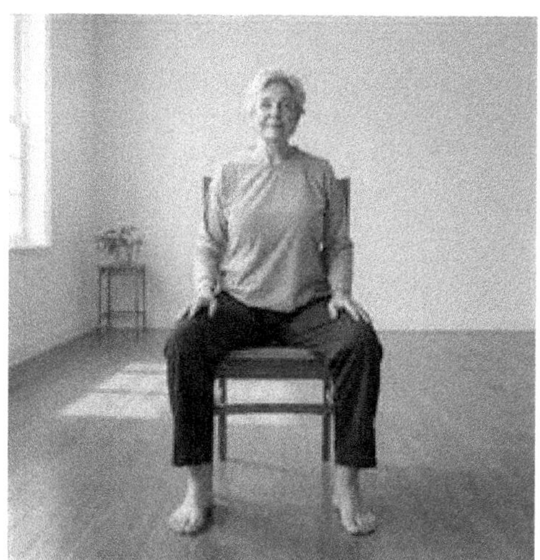

Paso 1: Arraigo y alargamiento Hunda los pies. Haga una inhalación completa y sienta la columna alargarse hacia arriba a través de la coronilla.

Paso 2: Inclinarse hacia adelante en la exhalación En la exhalación, incline todo el torso hacia adelante desde la articulación de la cadera, no desde la cintura. Lleve el pecho hacia adelante antes que la cabeza. Permita que las manos se deslicen hacia adelante a lo largo de los muslos hacia las rodillas a medida que el torso baja.

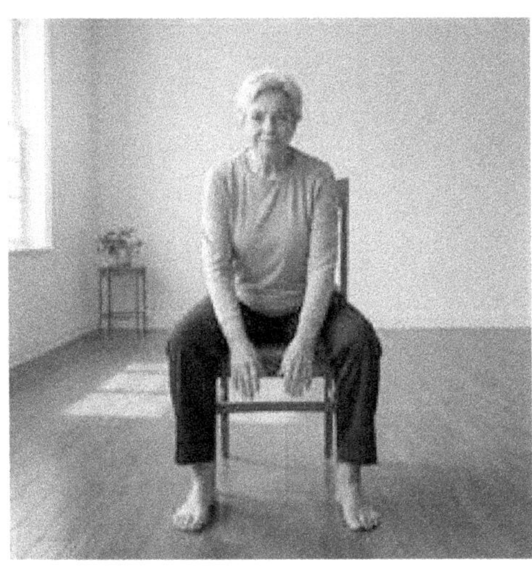

Paso 3: Encontrar su profundidad natural Baje solo hasta donde sea cómodo. Para muchas personas en la Semana 1 esto será una inclinación moderada hacia adelante con las manos descansando sobre las rodillas. La profundidad correcta es aquella en la que siente un estiramiento claro pero cómodo en la zona lumbar y los isquiotibiales sin ninguna tensión o agarrotamiento.

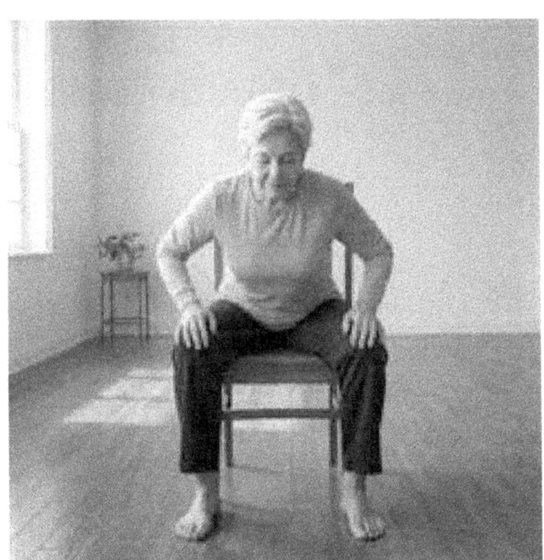

Paso 4: Respirar en el estiramiento Mantenga la posición hacia adelante durante dos o tres ciclos de respiración. Con cada exhalación, permita que el cuerpo se suelte un poco más hacia adelante sin forzar. Deje que la gravedad y la respiración profundicen el estiramiento de forma natural.

Paso 5: Volver en una inhalación En una inhalación, presione las manos suavemente en los muslos para dar apoyo y enrolle lentamente la columna de vuelta a la posición erguida, vértebra por vértebra desde la base de la columna hasta la coronilla. La cabeza llega a la posición erguida la última.

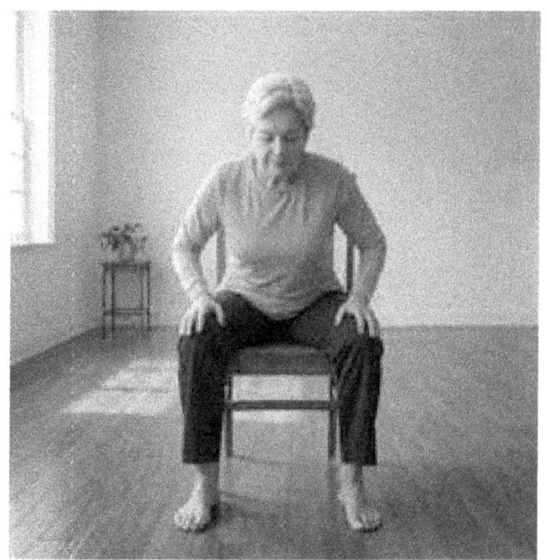
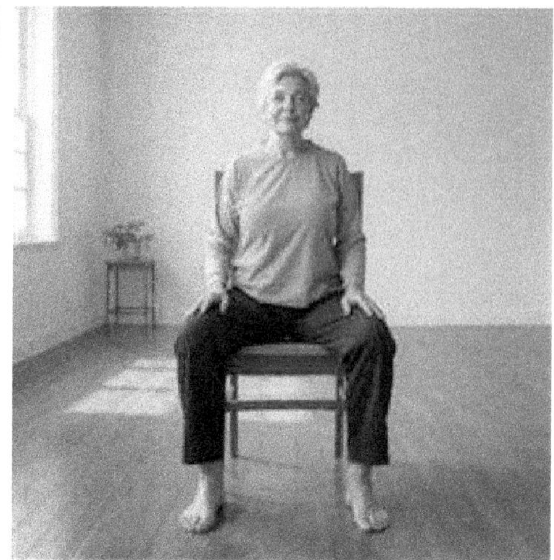

Repeticiones: Dos o tres ciclos completos por sesión en la Semana 1.

Modificación: Quienes tengan afecciones lumbares importantes o una cirugía espinal reciente deben realizar solo una inclinación hacia adelante muy mínima de cinco a diez grados desde la vertical y consultar con su médico antes de profundizar el movimiento.

Cerrando la Semana 1: una nota sobre la consistencia por encima de la intensidad

Al final de su primera semana, habrá practicado las Rotaciones de Cuello, las Rotaciones de Hombros y las Flexiones y Círculos de Muñeca como calentamiento diario. Habrá usado la Verificación de Respiración y Postura para anclar cada sesión. Y habrá introducido la Flexión hacia Adelante en Sedestación como el primer movimiento nuevo de su plan de cuatro semanas.

Ninguno de estos movimientos es difícil. Eso es deliberado. La Semana 1 no se trata de desafiar al cuerpo. Se trata de construir el hábito, los diez minutos diarios, el espacio constante, la silla fiable, la conexión respiración-movimiento que hace posible todo lo de las Semanas 2 a 4. La neurociencia es clara en esto: el cerebro necesita una repetición constante para codificar nuevos patrones de movimiento. Siete días de práctica suave y atenta hace más por su progreso a largo plazo que una sesión intensa seguida de seis días de descanso.

Ha empezado algo real. La Semana 2 construirá directamente sobre lo que su cuerpo ha empezado a aprender esta semana.

Capítulo 6: Semana 2—Aumento de la movilidad y la flexibilidad

Lo ha conseguido con la Semana 1. Eso importa más de lo que quizás sienta en este momento.

La primera semana de cualquier nueva práctica es la más difícil, no porque los movimientos sean difíciles, sino porque el hábito todavía no está establecido. Su cuerpo aún no sabía lo que venía cada día. Su mente todavía no había aprendido a esperar con ilusión esos diez minutos. Y aun así se presentó, día tras día, y se movió.

La Semana 2 construye directamente sobre esa base. La rutina de calentamiento y la verificación de respiración y postura del Capítulo 5 siguen siendo su ancla diaria. Lo que cambia esta semana es la introducción de cuatro nuevas categorías de movimiento que llevan su práctica más profundo hacia la rotación espinal, el alcance de la parte superior del cuerpo, la movilidad del tren inferior y el equilibrio lateral. Cada una es accesible, cada una tiene modificaciones claras, y cada una produce beneficios que empezará a sentir dentro de las primeras sesiones.

La palabra para la Semana 2 es movilidad. No flexibilidad en el sentido de forzar el cuerpo en posiciones que no puede alcanzar, sino la calidad viva y funcional de un cuerpo que se mueve a través de su rango disponible con facilidad, sin tensión, sin vacilación y sin dolor. Eso es lo que cultiva esta semana.

6.1 Giros suaves en sedestación

La rotación: el movimiento que primero se pierde

De todas las direcciones en que puede moverse la columna, la rotación es la que más consistentemente se pierde con el envejecimiento sedentario. La flexión y la extensión, doblarse hacia adelante y hacia atrás, se usan algo en la vida diaria. Pero la rotación espinal completa y cómoda, la que le permite girarse y mirar detrás de usted, alcanzar algo a través del cuerpo, o girar para hablar con alguien a su lado, tiende a disminuir de forma constante desde la mediana edad en adelante a menos que se practique específica y regularmente.

Las consecuencias de perder la rotación espinal son amplias. Contribuye a la rigidez del cuello, porque el cuello sobrecompensa la rotación torácica limitada. Reduce la eficacia de la estabilización del núcleo, porque los músculos oblicuos que producen la rotación también estabilizan la columna. Afecta a la calidad de la marcha, porque caminar saludablemente implica una contra-rotación natural entre la parte superior e inferior del cuerpo. Y afecta algo más difícil de cuantificar pero muy real: el sentido de libertad y facilidad en el cuerpo que viene de poder girar y alcanzar sin limitación.

El Giro Suave en Sedestación restaura este movimiento de forma segura, desde un asiento con apoyo y arraigado que elimina cualquier riesgo de pérdida de equilibrio y permite que la rotación se desarrolle sin movimiento compensatorio en las caderas o la zona lumbar.

Posición inicial: Siéntese erguido en la mitad delantera del asiento. Pies planos en el suelo, separados a la anchura de las caderas. Las manos descansan en los muslos. Columna alargada.

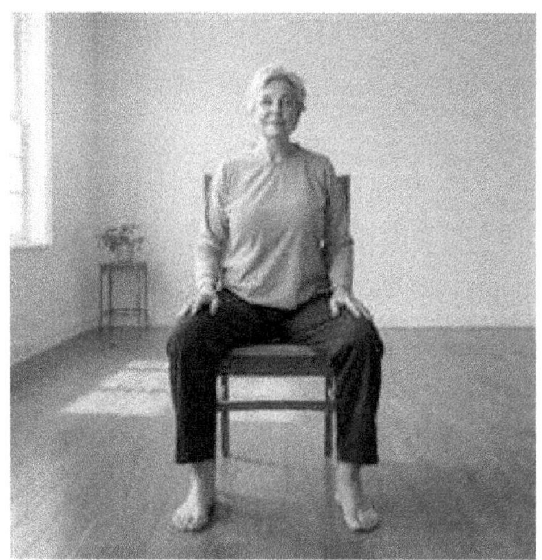

Paso 1: Arraigo y alargamiento

Hunda ambos pies firmemente. Haga una respiración completa. En la exhalación, sienta que la coronilla se eleva, alargando la columna antes de que comience cualquier rotación. Este alargamiento es esencial: rotar una columna comprimida produce menos rango y más riesgo que rotar una columna alargada.

Paso 2: Colocar las manos

Lleve la mano derecha a descansar sobre el exterior de la rodilla izquierda. Lleve la mano izquierda a descansar sobre la parte trasera del asiento o el reposabrazos izquierdo detrás de la cadera izquierda. Estas posiciones de manos crean la palanca para la rotación sin requerir fuerza muscular.

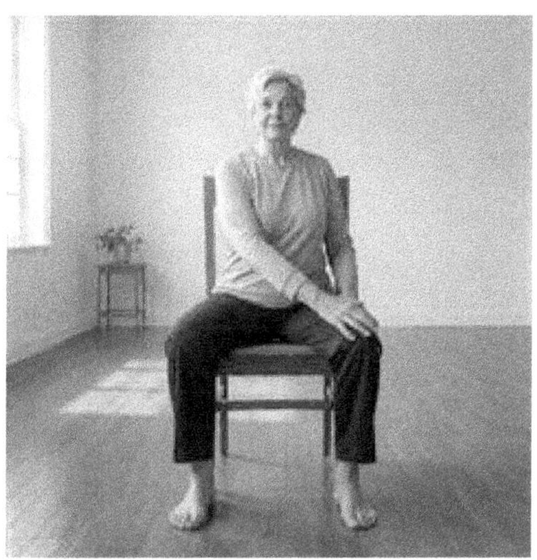

Paso 3: Inhalar y alargar de nuevo

Haga una inhalación completa sin comenzar la rotación. Use esta respiración para alargar la columna una vez más, como si añadiera un último centímetro de altura antes del giro.

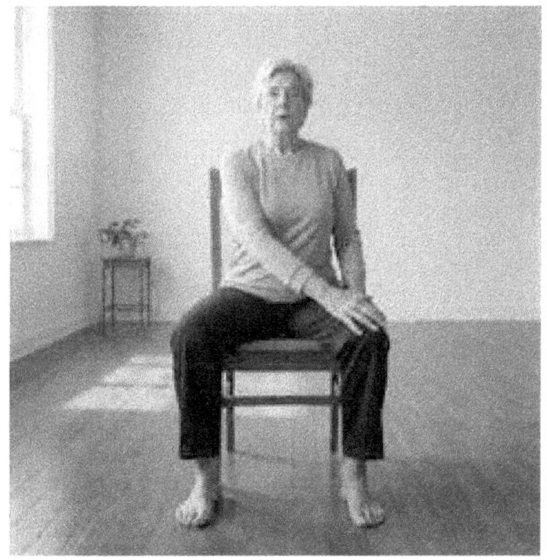

Este alargamiento previo a la rotación es una característica del movimiento del Tai Chi y produce un rango mensurablemente mayor que rotar sin él.

Paso 4: Rotar en la exhalación

Al exhalar, rote lentamente todo el cuerpo superior hacia la izquierda, guiando con el pecho en lugar de con la cabeza. La mano derecha presiona suavemente en la rodilla izquierda para profundizar la rotación con delicadeza. La mirada sigue al pecho, girándose para mirar por encima del hombro izquierdo. Rote solo hasta donde sea cómodo, sin forzar nunca a través de la resistencia.

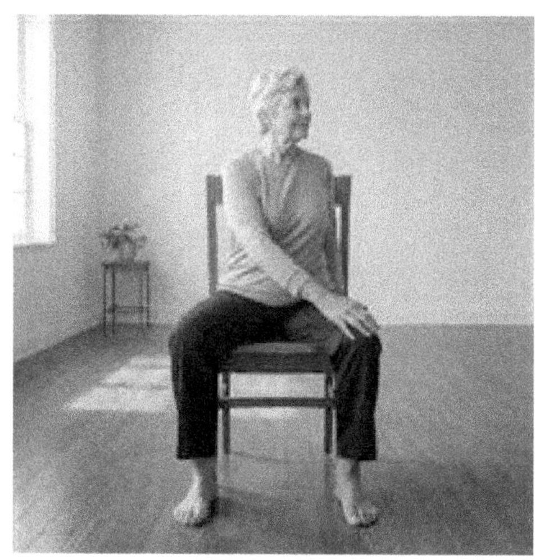

Paso 5: Mantener y respirar

Mantenga la posición girada durante dos o tres ciclos de respiración. Con cada inhalación, alargue ligeramente la columna.

Con cada exhalación, permita que la rotación se profundice en un pequeño incremento natural sin forzar.

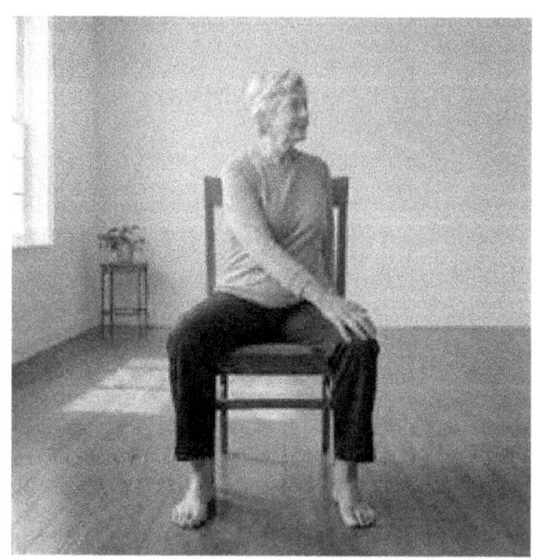

Luego inhale.

Desenrédese suavemente de vuelta al centro.

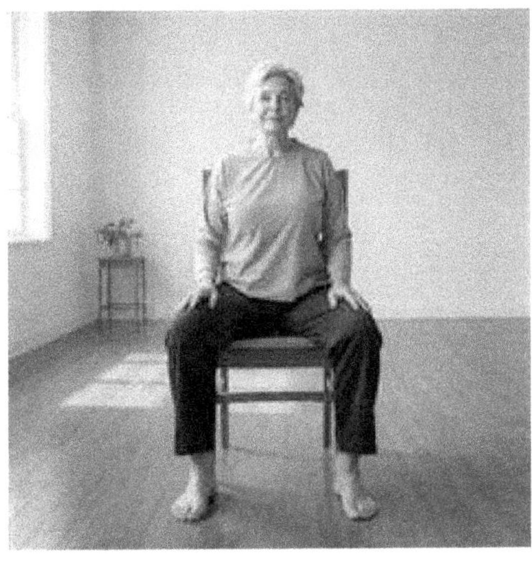

Y repita en el lado derecho.

Repeticiones: Dos giros completos en cada dirección por sesión.

Variación para principiantes: Realice el giro con ambas manos descansando sobre los muslos, usando solo los músculos del núcleo para producir la rotación sin ninguna palanca de las manos. Este rango más pequeño es completamente apropiado para la Semana 2.

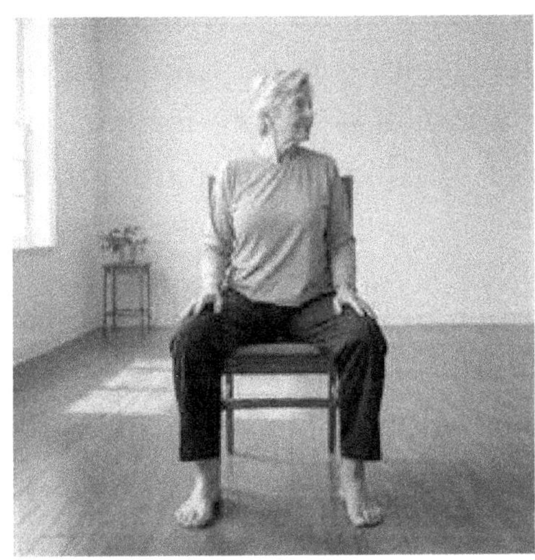

Variación avanzada: Extienda el brazo exterior, levantando el brazo derecho y apuntándolo en la dirección del giro mientras rota hacia la izquierda, creando una línea rotacional más larga a través del cuerpo.

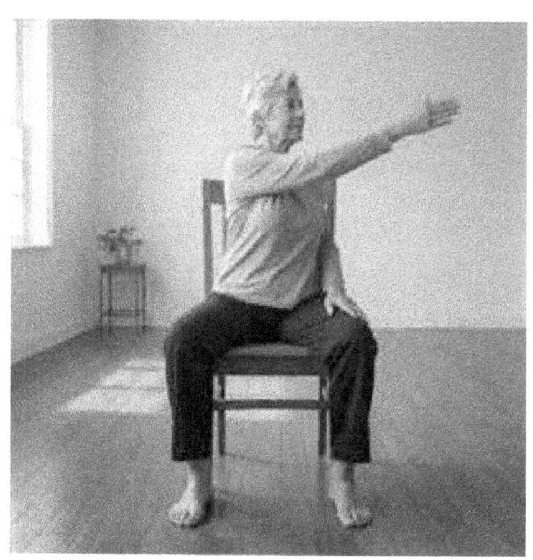

6.2 Ejercicios de respiración y extensión

Apertura de la parte superior del cuerpo con respiración intencional

El ejercicio de Respiración y Extensión se construye directamente sobre los Balanceos de Brazos y los Alcances Laterales de los Capítulos 3 y 4, introduciendo una nueva dimensión: la combinación deliberada de una respiración diafragmática completa con un movimiento de alcance que abre el pecho, los hombros y los músculos intercostales simultáneamente. Donde los ejercicios anteriores se centraban en establecer la coordinación respiración-movimiento, la Respiración y Extensión ahora usa esa coordinación como herramienta para profundizar activamente la apertura de la parte superior del cuerpo con cada repetición.

Este ejercicio es particularmente eficaz para las personas mayores que cargan con tensión crónica a través del pecho y los hombros anteriores, un patrón extremadamente común en quienes han pasado años en posturas sentadas orientadas hacia adelante. A lo largo de sesiones sucesivas, la combinación de la respiración expansiva y el brazo en alcance crea un estiramiento progresivo y suave a través de los músculos pectorales y la parte delantera del hombro que ningún estiramiento pasivo por sí solo puede producir.

Posición inicial: Siéntese erguido, pies planos en el suelo separados a la anchura de las caderas. Ambos brazos descansando a los lados, manos a la altura de las caderas. Columna alargada.

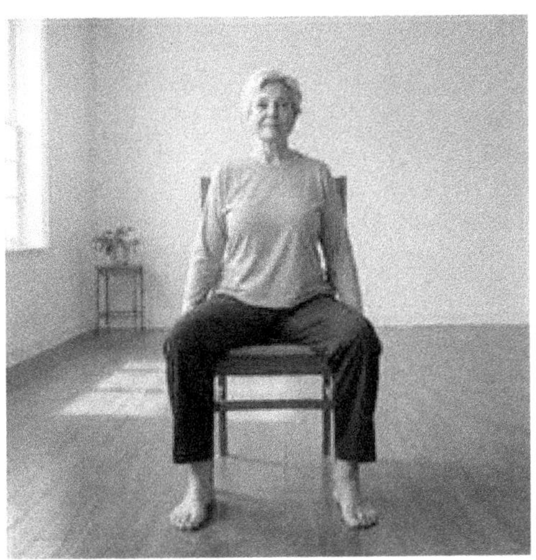

Paso 1: Comenzar en reposo Acomodarse en la posición inicial. Haga un ciclo completo de respiración y deje que los brazos cuelguen completamente relajados a los lados. Sienta el peso de las manos y la soltura de los hombros.

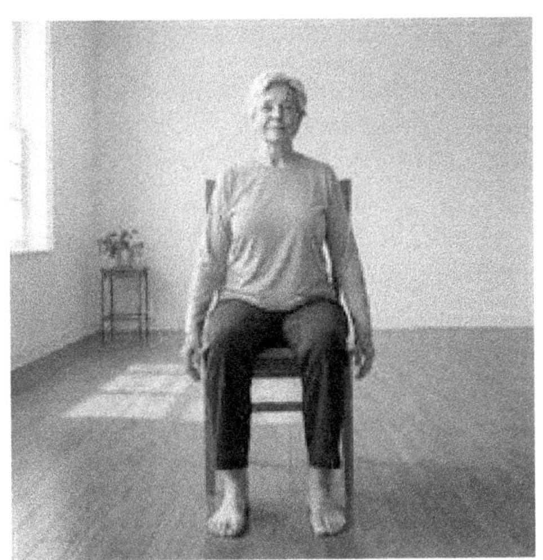

Paso 2: Inhalar y barrer ambos brazos hacia fuera En una inhalación profunda y completa, barra ambos brazos hacia fuera y hacia arriba en un arco amplio y expansivo, como alas que se abren. Permita que el pecho se abra y se levante a medida que los brazos suben. El movimiento es generoso y sin prisa, coincidiendo con la duración completa de la inhalación. Los brazos suben a la altura de los hombros o ligeramente por encima.

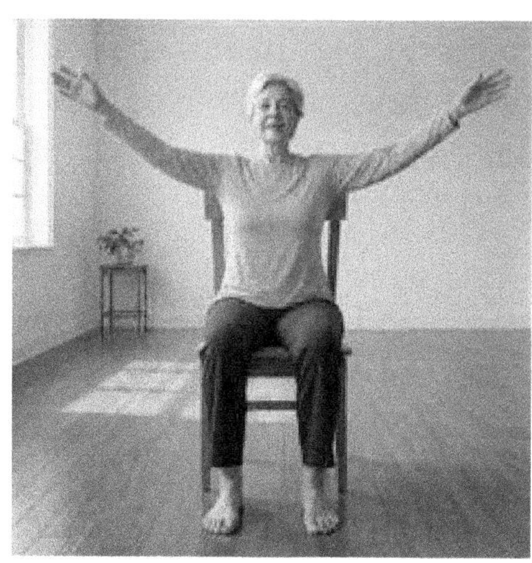

Paso 3: Alcanzar en la cima En la cima de la inhalación con los brazos extendidos a la altura de los hombros o por encima, añada un alcance adicional suave a través de las yemas de los dedos, como si intentara extender los brazos un centímetro más de lo que ya han alcanzado. Este alcance activa el músculo serrato anterior a lo largo de los lados de la caja torácica y profundiza aún más la apertura del pecho.

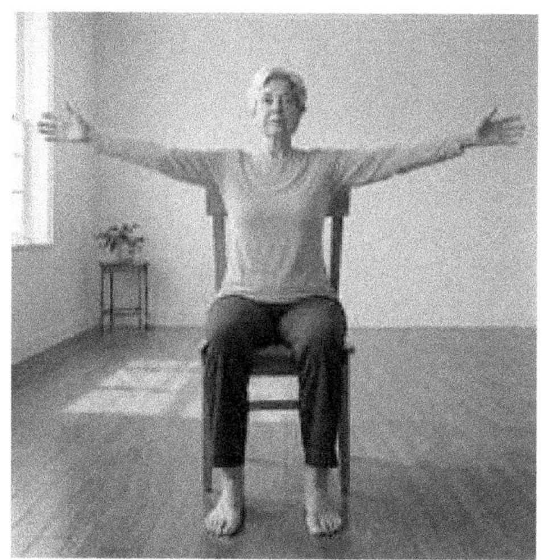

Paso 4: Exhalar y llevar los brazos hacia dentro En la exhalación, lleve lentamente ambos brazos hacia dentro y hacia abajo, cruzándolos suavemente sobre el pecho en un gesto de autoabrazarse.

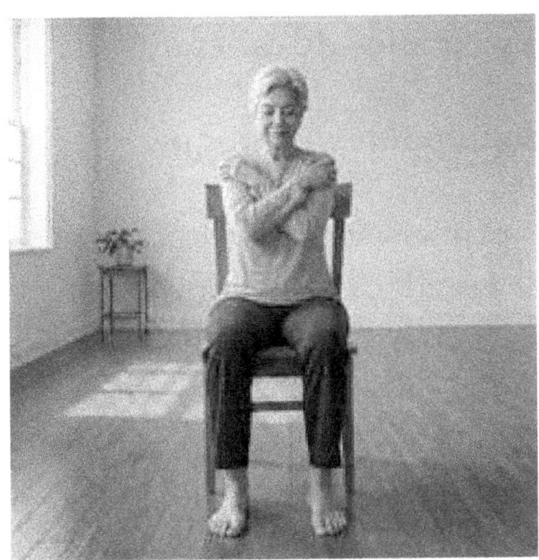

Suéltelos de vuelta a los lados.

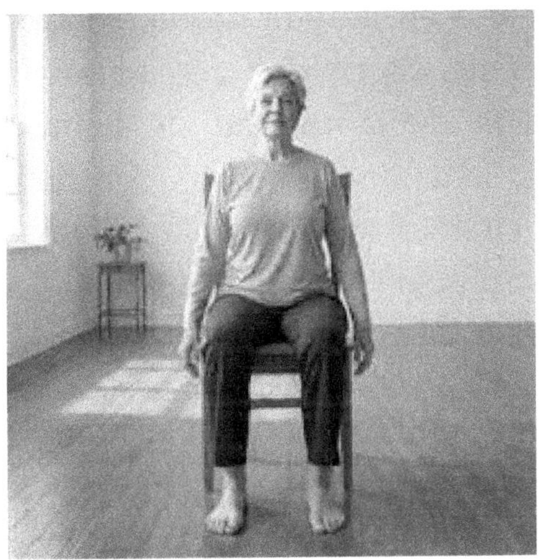

Este movimiento de cierre, los brazos envolviéndose hacia dentro sobre el pecho, estimula el sistema nervioso parasimpático y crea un contraste palpable con la apertura expansiva de la inhalación.

Repeticiones: Cuatro a seis ciclos completos por sesión.

Modificación: Quienes tengan rango de hombro limitado pueden realizar un arco más pequeño, barriendo los brazos solo hasta la altura del pecho y manteniendo el gesto de cruce en el abdomen en lugar del pecho.

6.3 Elevaciones de pierna y círculos de cadera

Movilidad del tren inferior: un nuevo enfoque

La Semana 2 introduce los primeros movimientos específicamente diseñados para movilizar la articulación de la cadera a través de su rango completo de movimiento circular. La Elevación de Pierna en Sedestación y los Círculos de Cadera se construyen sobre las Elevaciones de Rodilla y las Extensiones de Pierna del Capítulo 4, pero van más allá de los patrones lineales de arriba y abajo o de adelante y atrás para explorar la capacidad rotacional completa del acetábulo.

La articulación de la cadera es una articulación de rótula diseñada para el movimiento multidireccional. En las personas mayores sedentarias, solo una fracción de este rango se usa en la vida diaria, y las porciones sin usar se van agarrotando progresivamente. La rigidez de cadera contribuye directamente al dolor lumbar, la reducción de la calidad de la marcha y la dificultad con actividades comunes como sentarse y levantarse, entrar y salir de un coche, y subir escaleras. El movimiento circular regular de la cadera, incluso en un rango muy pequeño, mantiene la distribución del líquido sinovial y la plasticidad del tejido conectivo que la articulación necesita para seguir siendo funcional y cómoda.

Movimiento 1: Elevaciones de pierna en sedestación

Objetivo: Fortalecer los flexores de cadera y los cuádriceps al tiempo que se mejora la movilidad controlada del miembro inferior.

Posición inicial: Siéntese erguido, ligeramente hacia adelante en el asiento. Las manos descansan ligeramente en los muslos o los reposabrazos. Pies planos en el suelo.

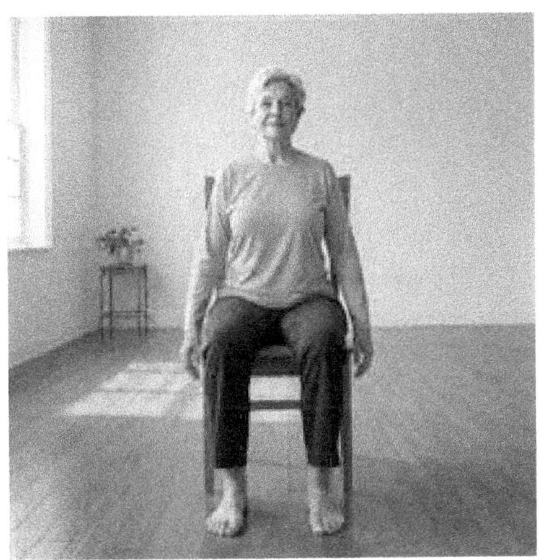

Paso 1: Hunda ambos pies. Haga una respiración. En la exhalación, active suavemente el abdomen inferior.

Paso 2: En la inhalación, levante lentamente la pierna derecha, elevando todo el muslo del asiento y extendiendo la pierna hacia adelante y hacia arriba a una altura cómoda. El pie puede permanecer relajado o suavemente flexionado.

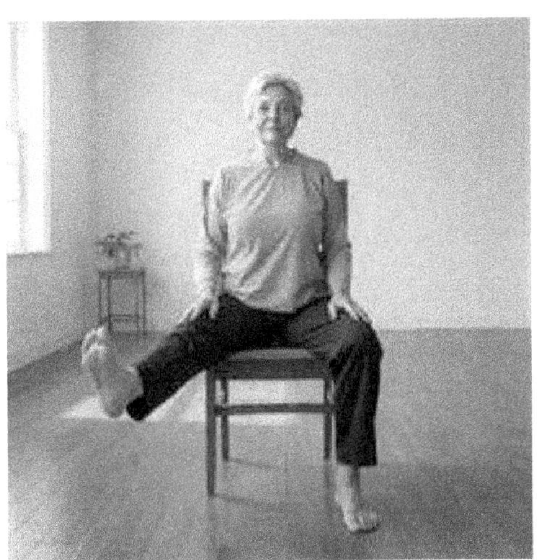

Paso 3: Mantenga la posición elevada durante una respiración, manteniendo el torso erguido y la pierna elevada firme.

Paso 4: En la exhalación, baje lentamente la pierna derecha de vuelta al suelo con control.

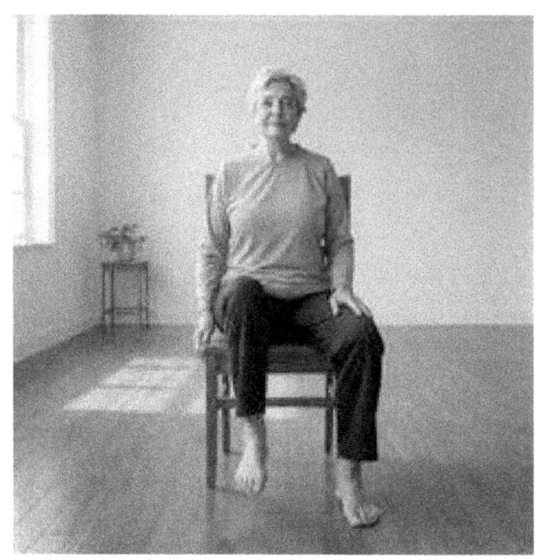

Alterne a la pierna izquierda. Un ciclo es una elevación derecha y una elevación izquierda.

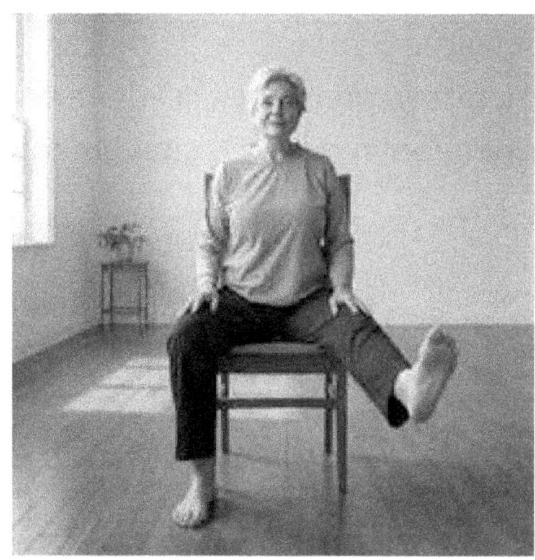

Repeticiones: Tres a cinco ciclos alternando lados por sesión.

Modificación: Quienes tengan prótesis de cadera o artritis de cadera importante deben elevar solo el talón del suelo en lugar de todo el muslo, manteniendo el beneficio de la activación sin carga de la articulación de la cadera.

Movimiento 2: Círculos de cadera en sedestación

Objetivo: Movilizar la articulación de la cadera a través de su rango rotacional completo, distribuir el líquido sinovial y reducir la rigidez en los flexores de cadera y los rotadores externos.

Posición inicial: Siéntese erguido, pies planos en el suelo separados a la anchura de las caderas. Las manos descansan ligeramente sobre los muslos.

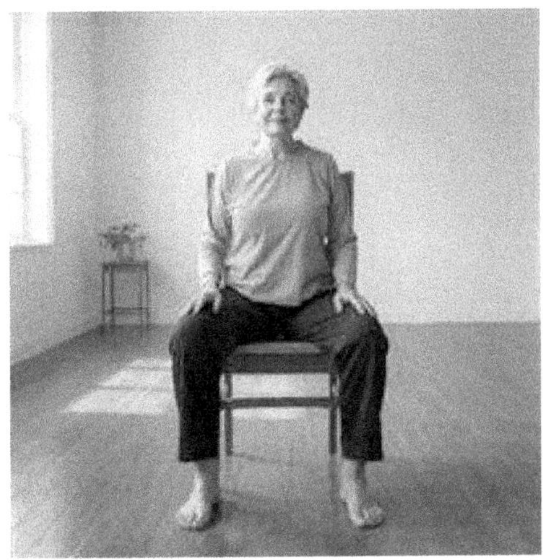

Paso 1: Eleve ligeramente la rodilla derecha del asiento, lo suficiente para permitir la rotación libre de la articulación de la cadera. El pie cuelga holgadamente debajo de la rodilla.

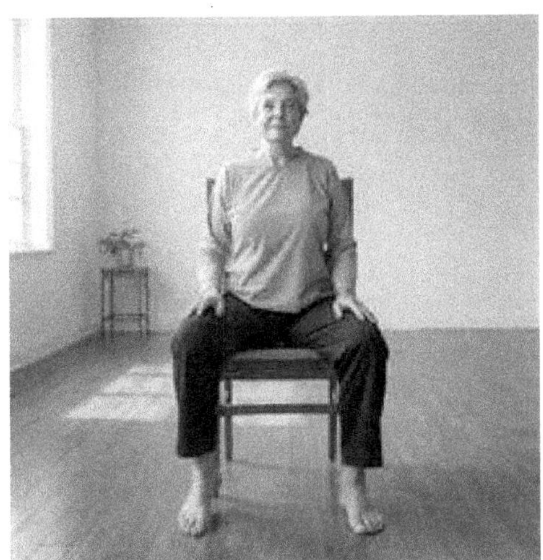

Paso 2: Comience a mover la rodilla derecha levantada en un pequeño círculo lento, rotando la articulación de la cadera. Mueva la rodilla hacia fuera a la derecha, luego hacia adelante, luego hacia dentro a la izquierda, luego hacia atrás y alrededor, completando el círculo. Mantenga el movimiento pequeño y cómodo en la Semana 2.

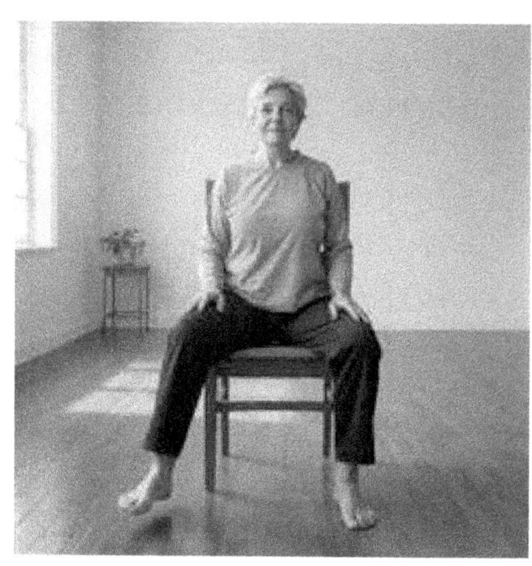

Paso 3: Complete cuatro círculos lentos en una dirección.

Invierta para cuatro círculos en la dirección opuesta.

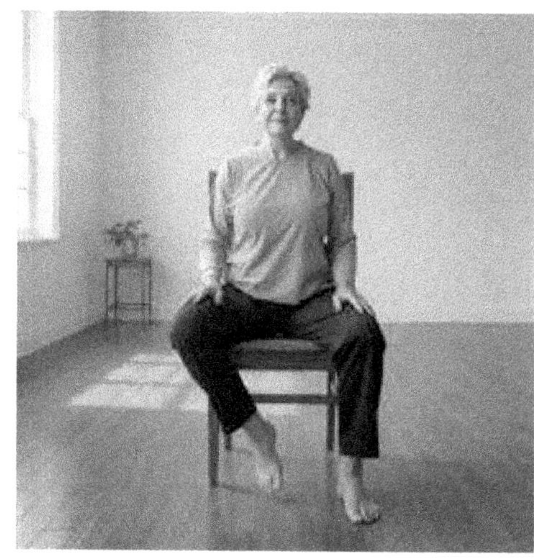

Baje el pie derecho suavemente de vuelta al suelo y repita en el lado izquierdo.

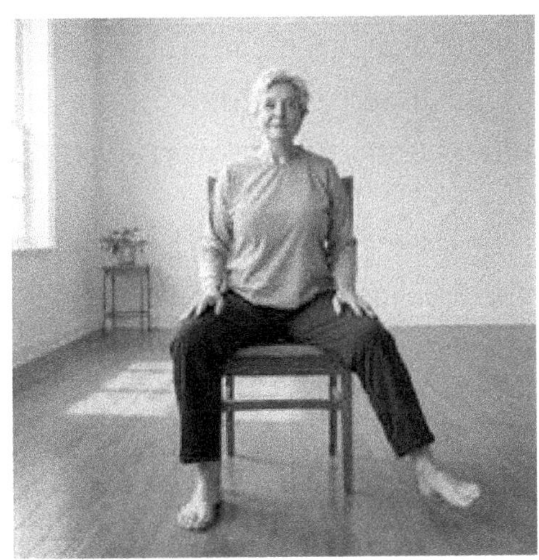

Repeticiones: Cuatro círculos en cada dirección en cada lado por sesión.

Modificación: Para movilidad de cadera muy limitada, simplemente mueva la rodilla hacia adelante y hacia atrás o de lado a lado en lugar de en un círculo completo, construyendo gradualmente hacia el rango circular a lo largo de sesiones posteriores.

6.4 Movimientos laterales lentos

Equilibrio lateral: construyendo la base para la estabilidad

El movimiento lateral lento es uno de los ejercicios más funcionalmente importantes de todo el programa para la prevención de caídas y la confianza en el equilibrio diario. Entrena la capacidad del cuerpo para desplazar el peso lateralmente de forma controlada y consciente, que es exactamente lo que el cuerpo debe hacer al navegar terreno irregular, dar un paso lateral para esquivar un obstáculo, o recuperarse de un momento de inestabilidad.

En el equilibrio de pie, la capacidad de controlar un desplazamiento lateral de peso está gestionada por los abductores de cadera, el glúteo medio en particular, junto con los estabilizadores laterales del núcleo y los propioceptores del tobillo. En el Tai Chi en silla, la versión en sedestación de este movimiento entrena los mismos patrones de control lateral desde una posición segura y con apoyo donde las consecuencias de cualquier inestabilidad se eliminan por completo.

Practicado de forma constante a lo largo de la Semana 2 y más allá, este movimiento construye la confianza neurológica para la estabilidad lateral que se transfiere directamente a estar de pie y caminar.

Posición inicial: Siéntese erguido, pies planos en el suelo separados a la anchura de las caderas. Ambas manos descansan ligeramente sobre los muslos. Columna alargada.

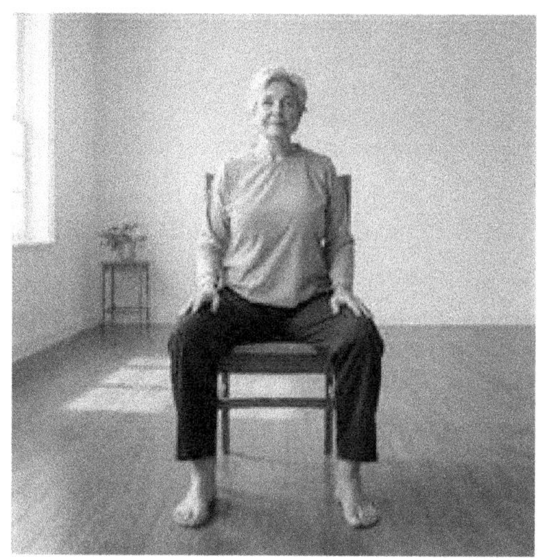

Paso 1: Encontrar el centro Haga una respiración completa y sienta el peso distribuido uniformemente entre el isquion izquierdo y el derecho. Esta posición inicial centrada y equilibrada es el punto de referencia al que volverá con cada repetición.

Paso 2: Inhalar y desplazarse a la derecha En la inhalación, permita lentamente que el peso se desplace a la derecha, inclinando el cuerpo superior suavemente a la derecha manteniendo ambos isquiones en el asiento. El isquion izquierdo se aligerará ligeramente a medida que el derecho acepta más peso. Permita que el brazo derecho flote ligeramente hacia fuera del muslo a medida que ocurre el desplazamiento.

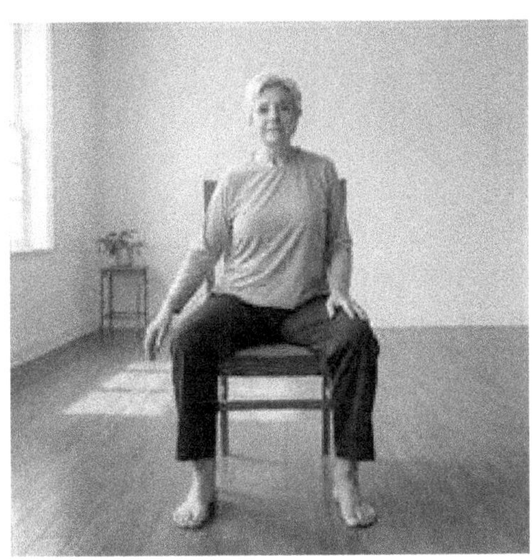

Paso 3: Exhalar y volver al centro En la exhalación, lleve lentamente el cuerpo de vuelta a la posición centrada. Sienta que ambos isquiones vuelven al contacto de igual peso con el asiento. Haga una pausa durante una respiración natural en el centro antes de desplazarse a la izquierda.

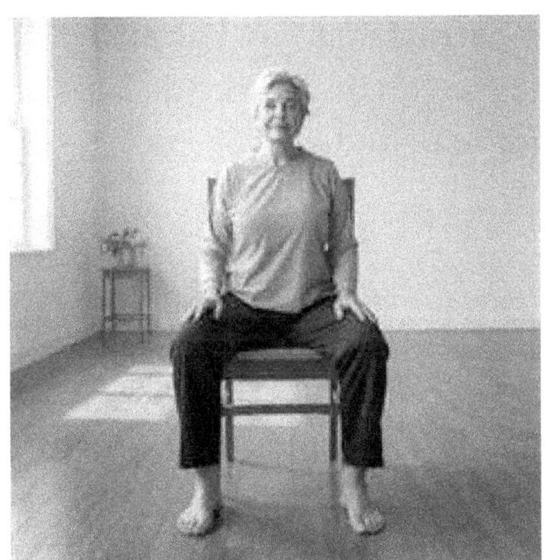

Paso 4: Inhalar y desplazarse a la izquierda En la siguiente inhalación, refleje el movimiento hacia la izquierda. Permita que el peso se desplace al isquion izquierdo, el cuerpo superior se inclina suavemente a la izquierda, y el brazo izquierdo flota ligeramente hacia fuera.

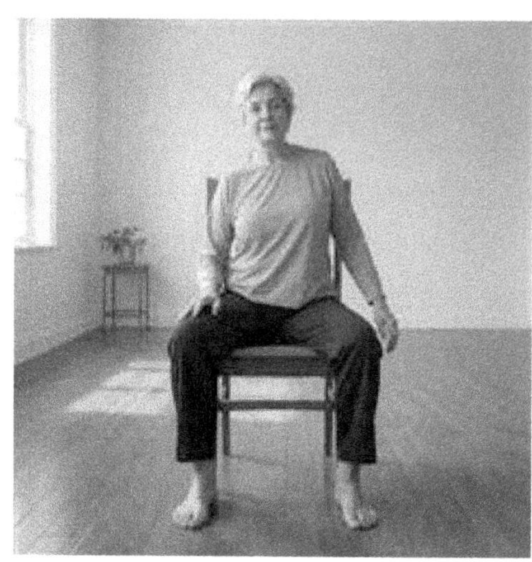

Exhale para volver al centro.

Repeticiones: Cuatro a seis ciclos completos de lado a lado por sesión.

Variación avanzada: A medida que el cuerpo se desplaza hacia un lado, extienda el brazo opuesto hacia arriba en un alcance diagonal, combinando el desplazamiento lateral de peso con un alcance de la parte superior del cuerpo para un movimiento más integrado de todo el cuerpo.

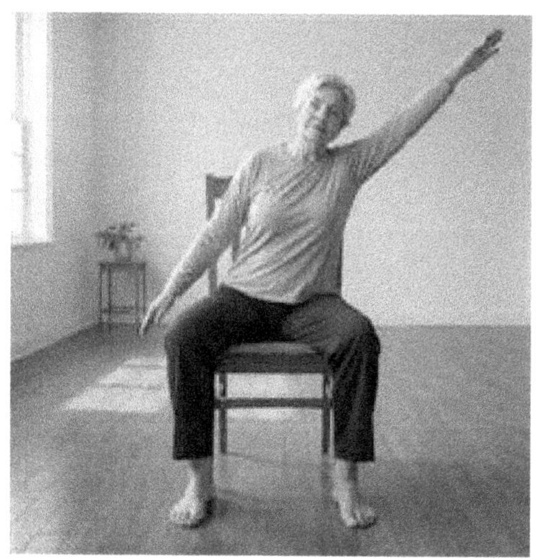

Modificación: Quienes sientan cualquier molestia en la zona lumbar durante el desplazamiento deben reducir el rango de la inclinación a un desplazamiento de peso muy sutil, apenas perceptible, y construir gradualmente a lo largo de la semana.

Cerrando la Semana 2: lo que movilidad realmente significa

Al final de esta semana, habrá añadido cuatro nuevas categorías de movimiento a su práctica: rotación espinal a través de los Giros en Sedestación, apertura de pecho y hombros a través de la Respiración y Extensión, movilidad de la articulación de la cadera a través de las Elevaciones de Pierna y los Círculos de Cadera, y entrenamiento del equilibrio lateral a través de los Movimientos Laterales.

Ninguno de estos movimientos requiere una flexibilidad que no tenga actualmente. Solo requieren la voluntad de moverse a través del rango que está disponible para usted hoy, con paciencia, con respiración, y con la comprensión de que el rango viene con la práctica, no con la fuerza.

La movilidad no es una característica física que se tiene o no se tiene. Es una calidad que el cuerpo genera a través del movimiento regular e inteligente. Cada sesión de esta semana es una pequeña pero genuina inversión en un cuerpo que se mueve con más libertad, más confianza y con menos incomodidad que hace siete días.

La Semana 3 construirá sobre todo lo que ha desarrollado en estas dos semanas e introducirá las secuencias fluidas y conectadas que empiezan a sentirse como la forma tradicional del Tai Chi.

Capítulo 7: Semana 3 – Fortalecimiento y coordinación

Dos semanas después, su cuerpo ha cambiado más de lo que quizás se da cuenta. Los movimientos que se sentían desconocidos en la Semana 1 son ahora reconocibles. La coordinación de la respiración que requería esfuerzo deliberado en la Semana 2 está empezando a ocurrir de forma más natural. Sus articulaciones se están moviendo a través de rangos que no habían visitado en algún tiempo, y los diez minutos que da a esta práctica cada día han empezado a sentirse menos como una tarea y más como algo que de verdad espera con ilusión.

La Semana 3 construye sobre todo eso. Esta semana la práctica desplaza su centro de gravedad del aprendizaje y el aflojamiento hacia el fortalecimiento y la coordinación. Los movimientos que se introducen aquí son más complejos, requiriendo que la parte superior e inferior del cuerpo trabajen juntos en patrones integrados. Exigen más enfoque e intención. Y empiezan a sentirse, de manera inconfundible, como Tai Chi.

Aborde esta semana con confianza. Se la ha ganado.

7.1 Manos de Nube en sedestación

El movimiento que define el Tai Chi

Si hay un movimiento que captura la esencia del Tai Chi más completamente que cualquier otro, son las Manos de Nube, conocidas en chino como *Yun Shou*. Aparecen en prácticamente todos los estilos y formas del Tai Chi. Los textos clásicos de Tai Chi las describen como el movimiento que encarna más completamente los principios fundamentales del arte: flujo continuo, ausencia de fuerza, la coordinación de todo el cuerpo a través de la cintura, y la calidad de atención suave y sin prisa que hace al Tai Chi diferente de cualquier otra práctica de movimiento.

En su versión de pie, las Manos de Nube implican desplazar el peso de lado a lado mientras los brazos rotan en arcos grandes y superpuestos. En la versión en sedestación, el desplazamiento de peso se convierte en una suave inclinación lateral, y los brazos se mueven en el mismo patrón lento, circular y superpuesto.

El resultado es un movimiento que parece que las manos están separando el aire en círculos horizontales lentos, o deslizándose a través de nubes.

Los beneficios son sustanciales: las Manos de Nube desarrollan la coordinación rotacional entre los dos lados del cuerpo, entrenan la capacidad del sistema nervioso para gestionar dos miembros que se mueven de forma independiente simultáneamente, profundizan la conexión respiración-movimiento, y producen una calidad de calma meditativa que los alumnos describen consistentemente como una de las experiencias más placenteras de toda la práctica.

Posición inicial: Siéntese erguido, pies planos en el suelo separados a la anchura de las caderas. Ambas manos descansan holgadamente en el regazo, palmas hacia arriba. Columna alargada.

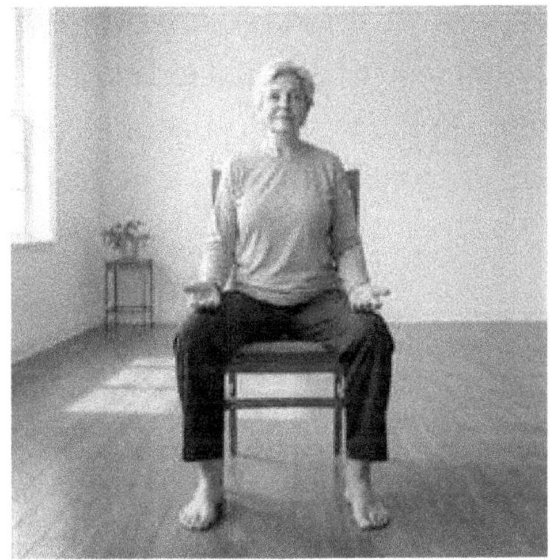

Paso 1: Elevar ambas manos al centro Eleve ambas manos a la altura del pecho, palmas hacia dentro hacia el cuerpo, la mano derecha ligeramente más alta que la izquierda, con las manos separadas unos treinta centímetros. Esta es la posición inicial de las Manos de Nube.

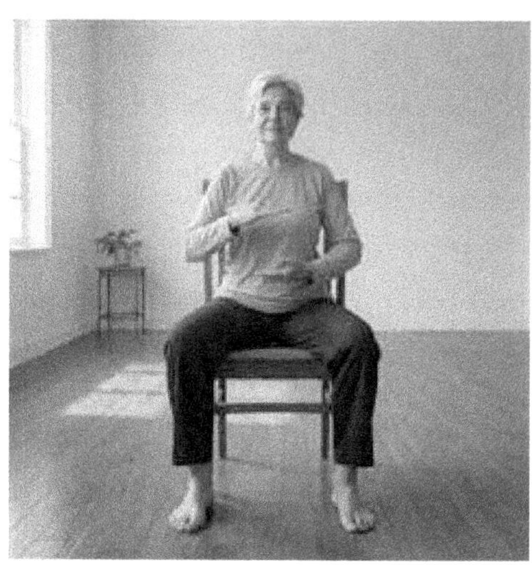

Paso 2: Comenzar la rotación, la mano derecha sube Al inhalar, gire suavemente la cintura y la parte superior del cuerpo solo unos centímetros hacia la derecha. Deje que los brazos viajen con el torso. A medida que gira, deje que la mano derecha flote naturalmente hacia arriba hacia el nivel de la cara, mientras la mano izquierda presiona suavemente hacia abajo hacia el regazo. Mantenga los codos suaves y relajados.

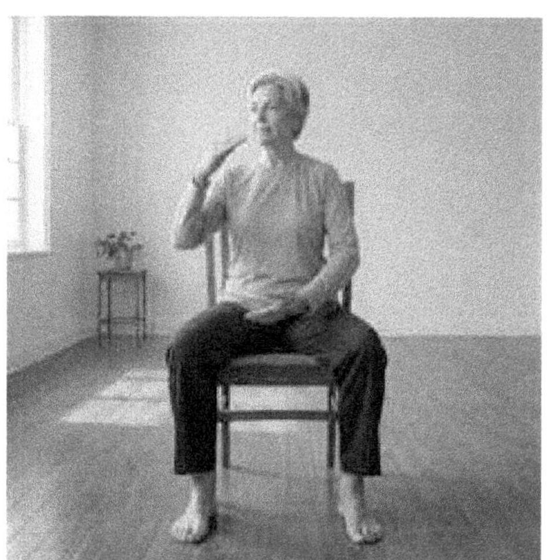

Paso 3: El punto medio del lado derecho Termine su giro suave hacia la derecha. El torso está ahora mirando ligeramente hacia la derecha. La mano derecha está arriba, cerca de la cara, y la mano izquierda está abajo, cerca de la cadera izquierda, ambas palmas todavía mirándole. No haga una pausa ni se congele aquí. El Tai Chi es como una rueda que gira lentamente que nunca se detiene del todo.

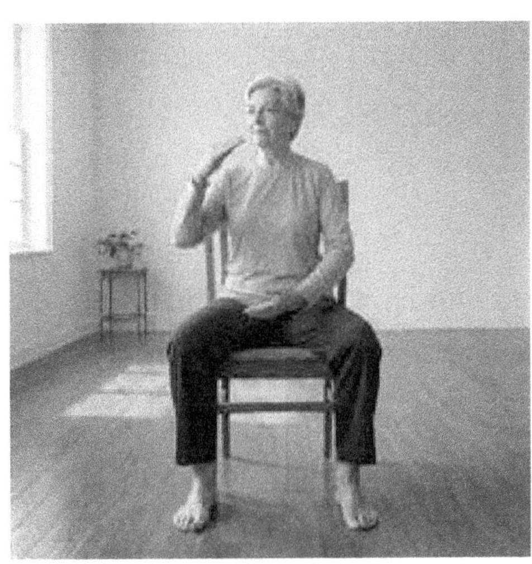

Paso 4: Invertir, la mano izquierda sube Al exhalar lentamente, comience a girar la cintura de vuelta hacia el centro y hacia la izquierda. A medida que el cuerpo gira, las manos cambian de lugar con elegancia: la mano izquierda flota hacia arriba hacia la cara, mientras la mano derecha presiona suavemente hacia abajo hacia el regazo. Deje que las manos se pasen la una a la otra frente al pecho como nubes que se pasan.

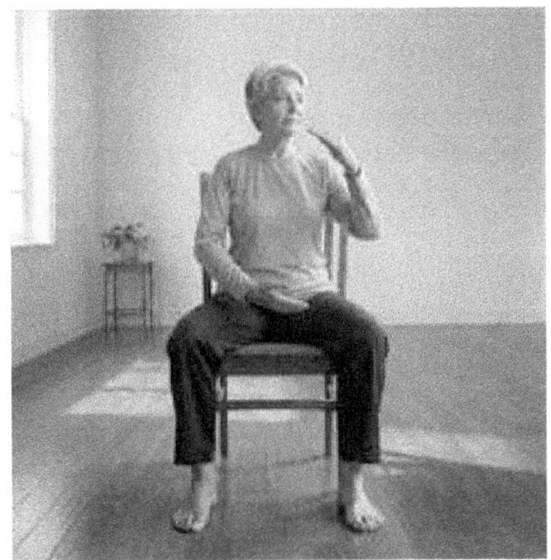

Paso 5: Establecer el flujo continuo Después de dos o tres rotaciones individuales en cada lado, permita que el movimiento se vuelva completamente continuo, un ciclo sin fisuras que fluye hacia el siguiente sin ningún punto de inicio o fin identificable. Añada un suave balanceo lateral del cuerpo para acompañar la subida de cada brazo, inclinándose muy ligeramente a la derecha cuando la mano derecha está arriba, inclinándose muy ligeramente a la izquierda cuando la mano izquierda está arriba.

Repeticiones: Complete seis a ocho ciclos completos (tres a cuatro rotaciones en cada lado). Muévase solo tan rápido como su respiración. Si su respiración es lenta, sus manos deben ser lentas.

Modificación: Si alcanzar hacia la cara causa algún pellizco o malestar en los hombros, simplemente baje el movimiento. Mantenga la mano "alta" a la altura del pecho y la mano "baja" cerca del regazo. La magia del Tai Chi viene del giro suave de la cintura, no de lo alto que pueda levantar los brazos. Manténgalo cómodo, y manténgalo suyo.

7.2 Elevaciones de rodilla con braceo

Integrar la parte superior e inferior del cuerpo

La Elevación de Rodilla con Braceo es el primer movimiento de este programa que integra completamente la parte superior e inferior del cuerpo en un patrón coordinado y simultáneo. Se construye sobre las Elevaciones de Rodilla del Capítulo 4 y los Balanceos de Brazos y movimientos de Empuje del mismo capítulo, combinándolos en una secuencia fluida única que requiere que el cerebro y el sistema nervioso coordinen movimientos de brazo y pierna del lado opuesto.

Esta integración cruzada del cuerpo es una de las herramientas de entrenamiento neurológico más potentes disponibles para los adultos mayores. Activa el cuerpo calloso, el puente neural entre los dos hemisferios del cerebro, y se ha asociado en investigaciones con mejoras en la velocidad de procesamiento, el tiempo de reacción y la coordinación motora que se transfieren directamente a la calidad del equilibrio y la marcha en la vida diaria.

Posición inicial: Siéntese erguido, pies planos en el suelo separados a la anchura de las caderas. Ambas manos descansan sobre los muslos. Columna alargada.

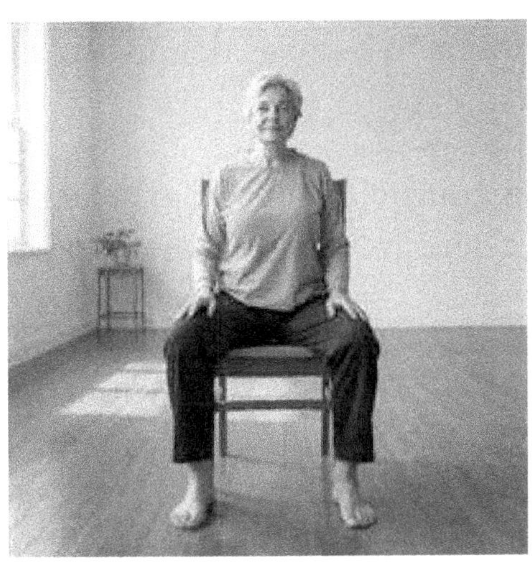

Paso 1: Arraigo y preparación Haga un ciclo completo de respiración. En la exhalación, sienta ambos pies arraigados y ambos isquiones anclados. Deje que los brazos estén sueltos y pesados en el regazo.

Paso 2: Elevar la rodilla derecha, bracear el brazo izquierdo hacia adelante En la inhalación, eleve simultáneamente la rodilla derecha hacia arriba mientras barre el brazo izquierdo hacia adelante y hacia arriba en un largo y suave braceo desde la cadera hasta justo por encima de la altura de los hombros. El brazo derecho se mueve suavemente hacia atrás y ligeramente hacia fuera a medida que el izquierdo se mueve hacia adelante, imitando la oposición de marcha natural al caminar.

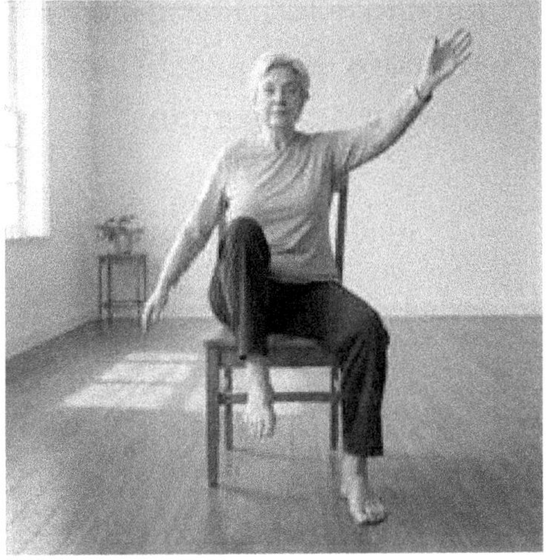

Paso 3: Mantener brevemente en la cima En la cima de la inhalación, mantenga la rodilla elevada y el brazo extendido durante una pausa natural de respiración.

Sienta el compromiso coordinado a través del núcleo, el flexor de cadera elevado y el hombro extendido.

Paso 4: Bajar y hacer la transición en la exhalación En la exhalación, baje simultáneamente la rodilla derecha de vuelta al suelo y lleve el brazo izquierdo de vuelta hacia la cadera.

Sin pausa, haga la transición suavemente al lado opuesto: la rodilla izquierda sube mientras el brazo derecho barre hacia adelante y hacia arriba.

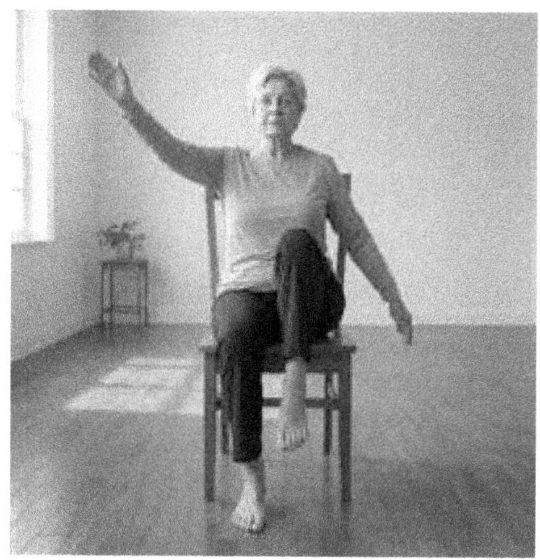

Repeticiones: Cuatro a seis ciclos completos alternando lados por sesión.

Modificación: Puede realizar la elevación de rodilla y el braceo de brazo como dos movimientos secuenciales separados en lugar de simultáneamente, construyendo hacia la versión integrada a lo largo de la semana.

7.3 El Gallo Dorado

Dominio del equilibrio en sedestación

El Gallo Dorado es una de las posturas más celebradas de todo el Tai Chi. En su forma tradicional de pie, implica equilibrarse sobre una pierna con la rodilla opuesta levantada y los brazos en una posición específica, una postura que exige un equilibrio exquisito y una atención enfocada y arraigada.

La adaptación en sedestación para el Tai Chi en silla preserva el elemento de entrenamiento más importante de la postura original: el arraigo sobre una sola pierna combinado con la energía ascendente del miembro elevado. En lugar de estar de pie sobre una pierna, se arraiga a través de un pie con intención completa mientras la otra pierna sube. El resultado es un movimiento que simultáneamente entrena la fuerza del flexor de cadera, la estabilidad postural, la atención enfocada y la calidad de presencia arraigada que es la característica definitoria del Gallo Dorado en todas sus formas.

La investigación y los médicos de la medicina china clásica señalan que el entrenamiento del equilibrio sobre una sola pierna, incluso en una forma en sedestación y con apoyo, activa los seis meridianos principales que pasan por las piernas y proporciona beneficios neurológicos significativos que incluyen una mejor coordinación, menor riesgo de caídas y mayor conciencia espacial.

Posición inicial: Siéntese erguido, ligeramente hacia adelante en el asiento. Ambos pies planos en el suelo, separados a la anchura de las caderas. Los brazos cuelgan holgadamente a los lados o descansan sobre los muslos.

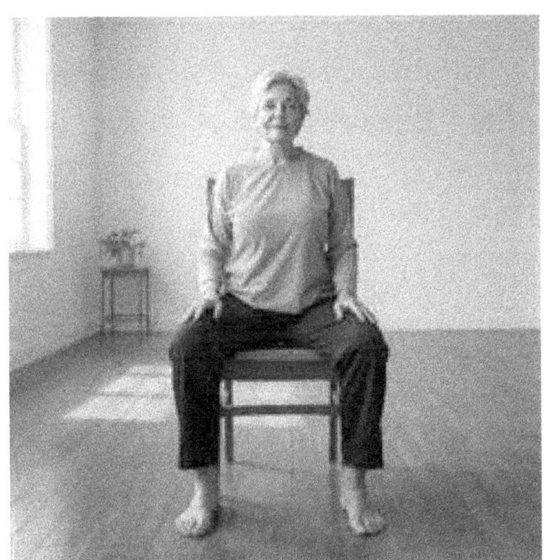

Paso 1: Encontrar el arraigo Hunda el pie izquierdo firme y completamente en el suelo, como si el pie fuera la raíz de un árbol presionando hacia abajo a través de la tierra. Haga una respiración. Con cada exhalación, sienta el pie izquierdo volviéndose más arraigado y más anclado.

Paso 2: Subir, el brazo derecho y la rodilla derecha juntos En la inhalación, levante simultáneamente el brazo derecho hacia arriba, con el codo doblado, la mano subiendo hacia el nivel de la cara con la palma hacia dentro, mientras eleva la rodilla derecha hacia arriba en el patrón de Elevación de Rodilla. El pie izquierdo permanece completa y firmemente arraigado como el único punto de contacto del tren inferior. Esta subida coordinada del brazo derecho y la rodilla derecha es el gesto definitorio del Gallo Dorado.

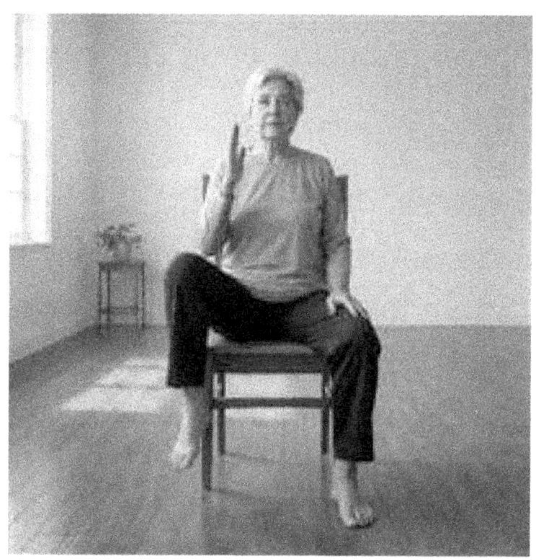

Paso 3: Mantener con atención completa Mantenga la posición elevada durante tres a cinco ciclos completos de respiración. La calidad de atención durante la retención es la práctica en sí misma. Sienta el arraigo del pie izquierdo en el suelo. Sienta la energía ascendente del brazo derecho y la rodilla elevados. Note el compromiso del núcleo que mantiene la postura sin agarrotamiento ni tensión.

Paso 4: Bajar con control En una exhalación, baje lentamente el brazo derecho y la rodilla derecha simultáneamente, devolviendo el pie al suelo y el brazo a la posición de descanso.

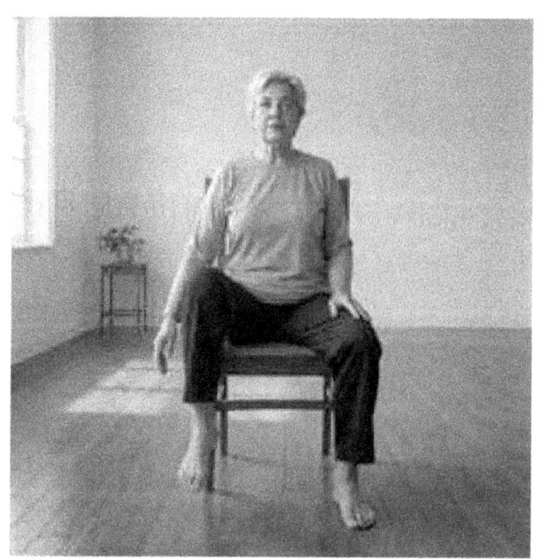

Haga una respiración completa en el centro antes de comenzar en el lado izquierdo.

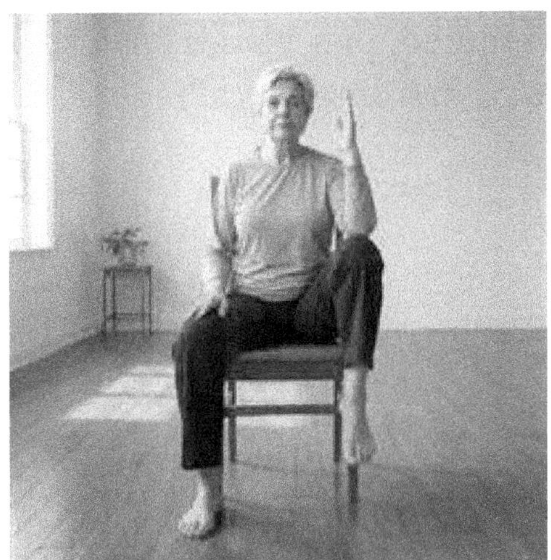

Repeticiones: Dos a tres retenciones en cada lado por sesión, aumentando progresivamente la duración de la retención a lo largo de la semana.

Modificación: Para quienes tengan fuerza limitada en los flexores de cadera, eleve solo el talón del suelo mientras el brazo sube, manteniendo el gesto coordinado brazo-pierna en un rango reducido.

7.4 Barrido de Rodilla en Tai Chi en silla

Una forma clásica adaptada para la silla

El Barrido de Rodilla es uno de los movimientos más ampliamente reconocidos en las formas tradicionales del Tai Chi, apareciendo en los linajes de estilo Yang, Chen y Sun. Describe un gesto en el que una mano barre hacia abajo por la rodilla en un arco de barrido mientras la mano opuesta empuja hacia adelante, combinando un movimiento de despeje hacia abajo con una proyección de energía hacia adelante en un único gesto coordinado.

En la versión en sedestación, el brazo que empuja y el brazo que barre siguen siendo los elementos definitorios, mientras que la participación del tren inferior cambia del paso de carga de peso de la forma de pie a un compromiso coordinado de la rodilla y el muslo opuestos. El resultado es un movimiento que desarrolla la coordinación de la parte superior e inferior del cuerpo, la flexibilidad lateral a través del torso, y la integración fluida de los opuestos, un brazo moviéndose hacia abajo y hacia dentro mientras el otro se mueve hacia adelante, que es el sello de la inteligencia bilateral del Tai Chi.

Posición inicial: Siéntese erguido, pies planos en el suelo separados a la anchura de las caderas. Ambas manos descansan en el regazo. Columna alargada.

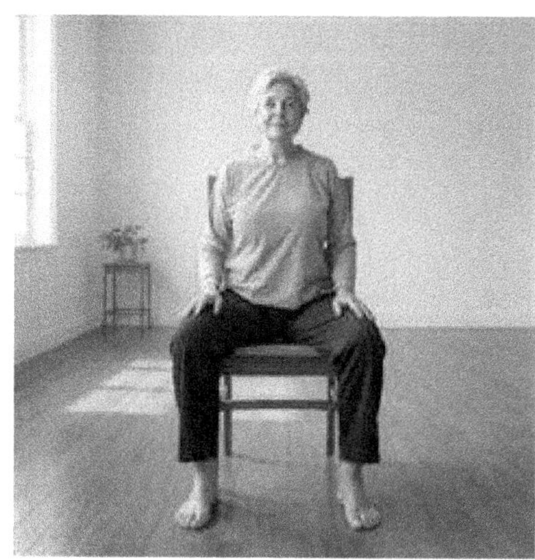

Paso 1: Llevar la mano derecha a la oreja En la inhalación, lleve lentamente la mano derecha hacia arriba y hacia atrás hacia la oreja derecha, con la palma hacia adelante y el codo apuntando hacia fuera. Esta es la posición de recopilación desde la que se originará el empuje. Simultáneamente, deje que la mano izquierda descanse sobre el muslo izquierdo, lista para barrer.

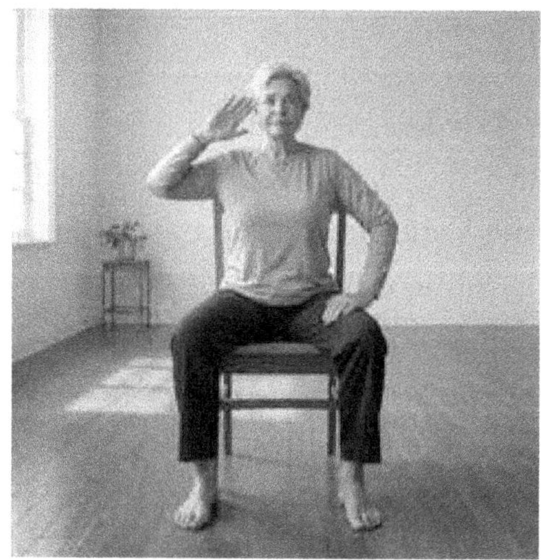

Paso 2: Barrer la mano izquierda por la rodilla izquierda En la exhalación, barre la mano izquierda hacia abajo y por la rodilla izquierda en un suave arco de barrido, como si despejara algo de la rodilla. La palma mira hacia abajo a lo largo

de todo el barrido. El movimiento es controlado e intencional, un arco limpio desde el muslo hasta más allá de la rodilla.

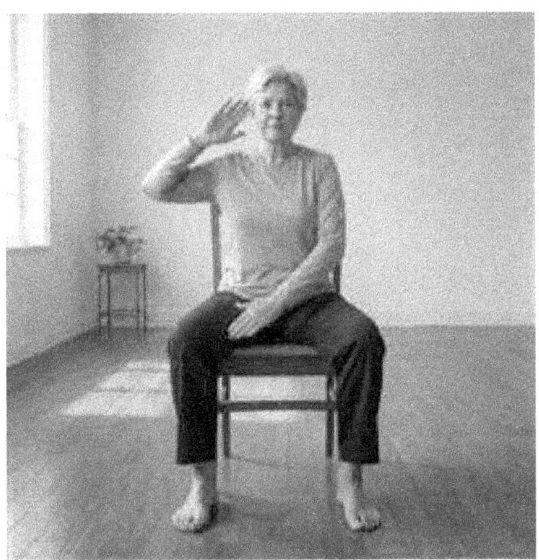

Paso 3: Empujar la mano derecha hacia adelante Simultáneamente con el arco de barrido de la mano izquierda, empuje la mano derecha hacia adelante desde la oreja hacia la parte delantera del cuerpo, extendiendo el brazo hacia adelante a la altura del pecho con la palma hacia adelante. El empuje y el barrido se completan juntos al final de la exhalación, el brazo derecho extendido hacia adelante y la mano izquierda habiendo completado su arco por debajo y más allá de la rodilla izquierda.

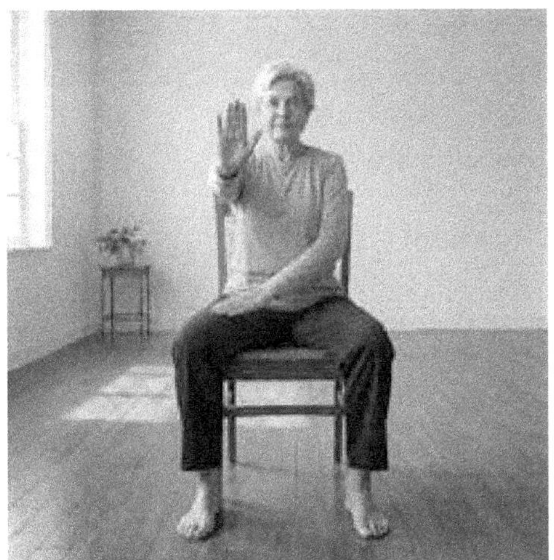

Paso 4: Reestablecer y alternar lados En la siguiente inhalación, lleve la mano derecha de vuelta al descanso y eleve la mano izquierda hacia la oreja izquierda para la posición de recopilación.

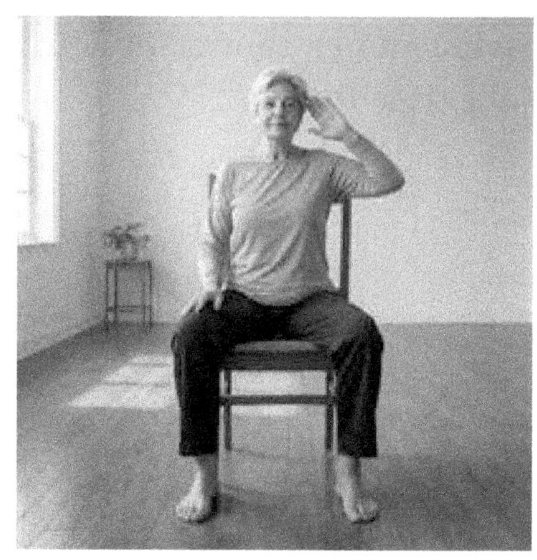

Exhale y barre la mano derecha por la rodilla izquierda.

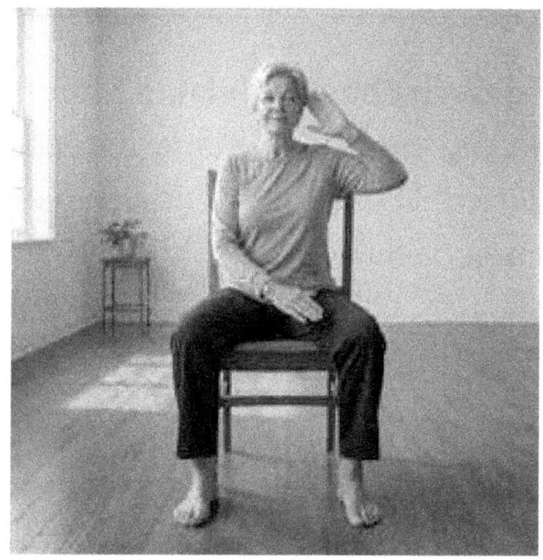

Empuje la mano izquierda hacia adelante.

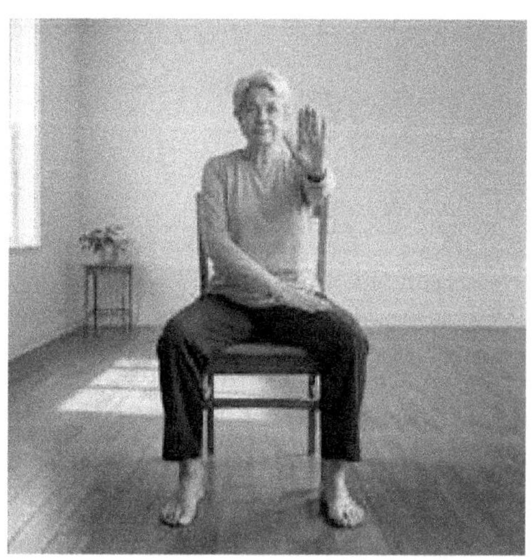

Un ciclo completo es el Barrido de Rodilla en ambos lados.

Repeticiones: Tres a cuatro ciclos completos alternando lados por sesión.

Modificación: Puede realizar el barrido y el empuje como dos movimientos secuenciales separados en lugar de simultáneamente, completando el barrido antes de comenzar el empuje, hasta que la coordinación del movimiento combinado se desarrolle de forma natural.

Cerrando la Semana 3: el cambio que sentirá

En algún momento de esta semana, posiblemente tan pronto como en la segunda o tercera sesión, notará que algo ha cambiado en cómo se siente su práctica. Los movimientos ya no son procedimientos que está ejecutando. Están empezando a ser algo que habita. La secuencia de Manos de Nube empezará a sentirse genuinamente fluida. El Gallo Dorado le sorprenderá con lo firme que puede llegar a estar en una posición que se sentía precaria en la primera sesión. El Barrido de Rodilla encajará en un todo coordinado en un momento que no puede predecir y no puede forzar.

Este es el cambio de aprender la práctica a estar en la práctica. Es lo que la Semana 3 está diseñada para producir. Y una vez que llegue, aunque sea brevemente, le dará una sensación clara y vivida de lo que esta práctica es capaz de ofrecer en los meses y años que vienen.

Capítulo 8: Semana 4 – Fluidez y concentración mental

Está en la última semana de este programa de cuatro semanas. Tómese un momento, antes de seguir leyendo, para reconocer lo que eso significa. Hace cuatro semanas, estaba leyendo el Capítulo 1 y decidiendo si esta práctica era realmente para usted. Ahora tiene un hábito diario. Tiene un espacio de práctica. Tiene un cuerpo que se mueve de forma diferente a como lo hacía cuando empezó, con más libertad, más deliberación, con más conciencia y menos aprensión.

La Semana 4 no es el final. Es el comienzo de algo más sostenido. Esta semana el énfasis pasa de construir nuevos movimientos a profundizar la calidad de todo lo que ya sabe. Los movimientos de esta semana pueden sentirse familiares, pero la manera en que se le pedirá que los habite es nueva. La fluidez, la concentración mental, la visualización y la reflexión honesta sobre su propio progreso son los temas de la Semana 4.

Muévase despacio esta semana. Respire completamente. Preste mucha atención. Aquí es donde la práctica se convierte en una práctica.

8.1 Extensiones de pierna con fluidez

Movimiento familiar, calidad profundizada

La Extensión de Pierna en Sedestación se introdujo por primera vez en el Capítulo 3 como un ejercicio fundamental de tren inferior y se revisitó en el Capítulo 4 como parte del vocabulario de movimiento central. Para la Semana 4, la mecánica física del movimiento es familiar. Esta sección no vuelve a enseñar el movimiento. Le pide que haga algo más exigente: realizar un movimiento que ya conoce con una calidad de atención fluida y sin prisa que lo hace sentir completamente diferente de sus primeras versiones.

En la Semana 4, la Extensión de Pierna se convierte en parte de una secuencia fluida de tren inferior que va de una pierna a la otra sin pausar en el centro, creando un ritmo alternante continuo que se parece al componente de tren inferior de la Marcha de Tai Chi en Silla del Capítulo 4 pero con extensión más completa e integración respiratoria más profunda.

Posición inicial: Siéntese erguido, ligeramente hacia adelante en el asiento. Las manos descansan ligeramente sobre los muslos o los reposabrazos. Pies planos, separados a la anchura de las caderas.

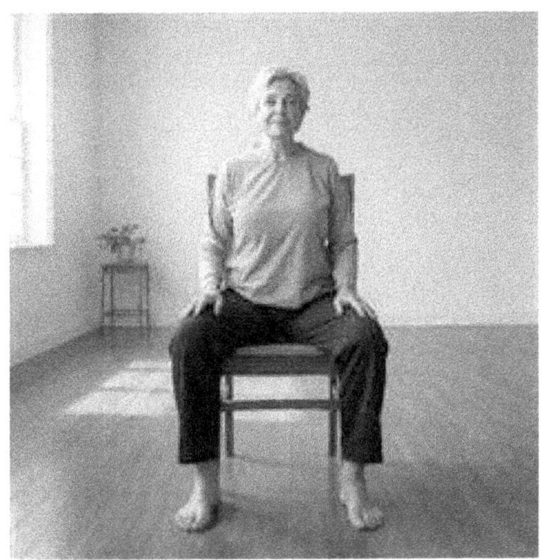

Paso 1: Comenzar con respiración arraigada Haga dos ciclos completos de respiración antes de comenzar. En la segunda exhalación, deje que las manos se vuelvan completamente pesadas y relajadas sobre los muslos. Sienta la distinción entre la calidad del reposo en este momento y la calidad del movimiento que está a punto de comenzar.

Paso 2: Deslizar y extender la pierna derecha en la inhalación En la inhalación, deslice el pie derecho hacia adelante a lo largo del suelo y extienda la pierna derecha hacia fuera hasta una extensión completa cómoda, con el pie suavemente flexionado y los dedos apuntando hacia arriba. La extensión debe alcanzar su longitud completa cómoda cuando la inhalación esté completa.

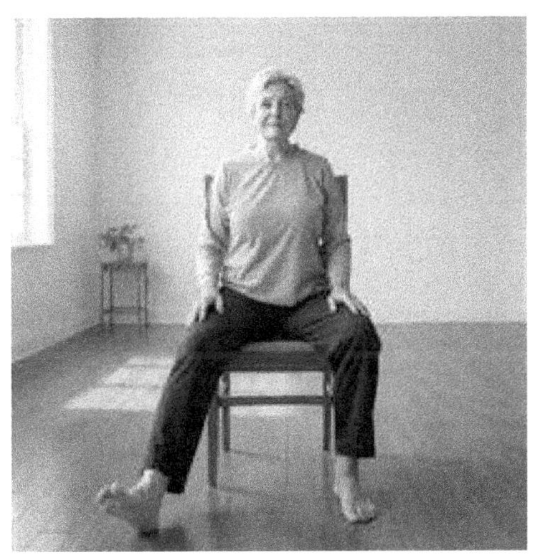

Paso 3: Hacer la transición sin pausar En lugar de volver a la posición inicial antes de extender la pierna izquierda, comience a volver la pierna derecha en la exhalación mientras simultáneamente comienza la extensión de la pierna izquierda. El objetivo es una alternancia fluida y continua, la pierna derecha volviendo a medida que la izquierda se extiende, creando un movimiento de tren inferior suave y ondulante.

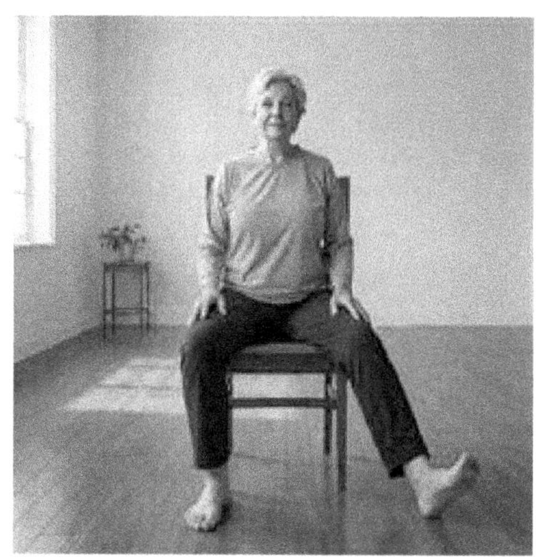

Paso 4: Encontrar el ritmo de fluidez Después de cuatro a seis alternaciones, permita que el movimiento se asiente en un ritmo continuo en el que la respiración, las extensiones de pierna y las transiciones ocurran todas como parte de un flujo ininterrumpido. El movimiento debe sentirse como una marea continua y suave, alternando de lado a lado sin paradas ni comienzos bruscos.

Repeticiones: Ocho a diez ciclos alternantes completos por sesión.

Modificación: Para quienes encuentren la alternancia continua demasiado exigente, vuelvan al patrón de parada y reinicio completo del Capítulo 3 y simplemente traigan una mayor integración respiratoria e intención al movimiento familiar.

8.2 Empuje de Tai Chi con fluidez

De la mecánica a la expresión

El Empuje de Tai Chi se introdujo en el Capítulo 4 como una presión bilateral hacia adelante ejecutada con coordinación respiratoria e intención de cuerpo completo. Para la Semana 4, el patrón físico está establecido. Esta sección desarrolla el

Empuje en una secuencia fluida y multidireccional que se mueve a través de empujes hacia adelante, hacia arriba y hacia abajo en un único gesto continuo, creando un movimiento más complejo y expresivo que encarna el principio del Tai Chi de flujo continuo e ininterrumpido.

La adición de variación direccional en la Semana 4 requiere una mayor conciencia propioceptiva y coordinación, convirtiéndolo en un auténtico reto de la Semana 4 que construye significativamente sobre la base establecida en la Semana 1.

Posición inicial: Siéntese erguido, pies planos en el suelo. Ambas manos reunidas a la altura del pecho, palmas hacia adelante, dedos apuntando hacia arriba. La posición inicial familiar del Capítulo 4.

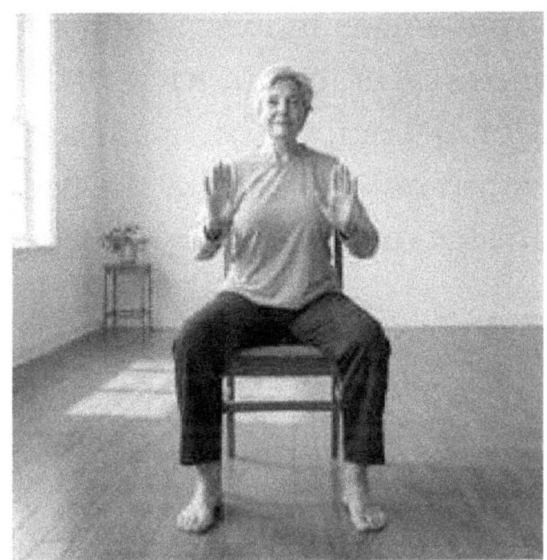

Paso 1: Empuje hacia adelante en la exhalación Comience con el empuje hacia adelante familiar del Capítulo 4. En la exhalación, extienda ambos brazos hacia adelante hasta la extensión completa cómoda, palmas hacia adelante, codos suavemente blandos.

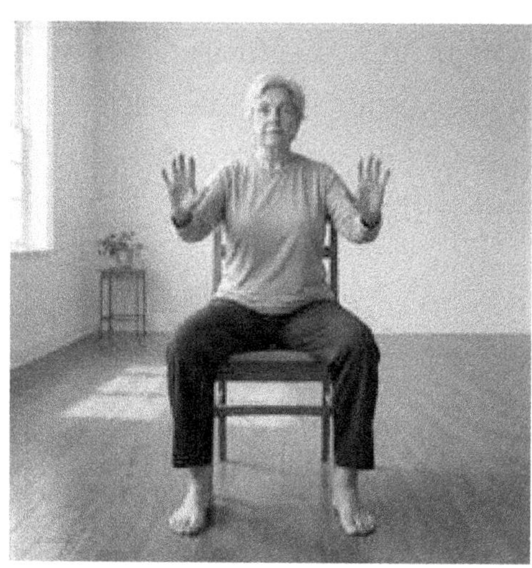

Paso 2: Transición al empuje hacia arriba en la inhalación Sin volver a la posición reunida, en la inhalación rote ambas muñecas de manera que las palmas miren hacia arriba y lleve los brazos ligeramente hacia atrás mientras los eleva hacia arriba, haciendo la transición del empuje hacia adelante a un gesto de elevación hacia arriba. Los brazos suben desde la altura del pecho hasta ligeramente por encima, como si levantaran algo desde abajo.

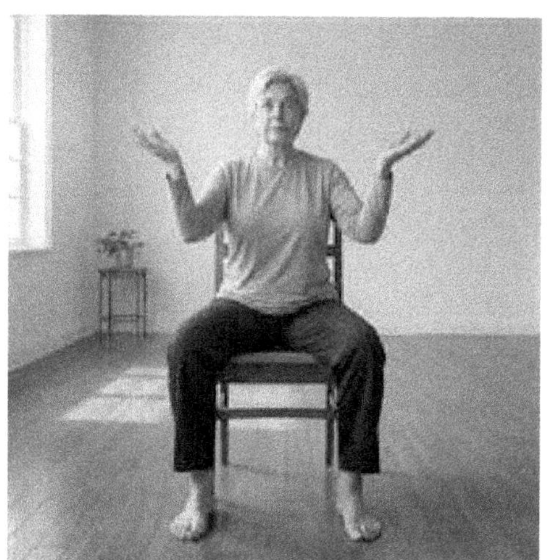

Paso 3: Presionar hacia abajo en la exhalación En la exhalación, rote las muñecas de nuevo de manera que las palmas miren hacia abajo y presione lentamente ambas manos hacia abajo desde la posición elevada de vuelta hacia el nivel de las caderas, como si presionara suavemente algo hacia abajo en dirección al suelo. Esta presión hacia abajo completa la secuencia de empuje en tres direcciones.

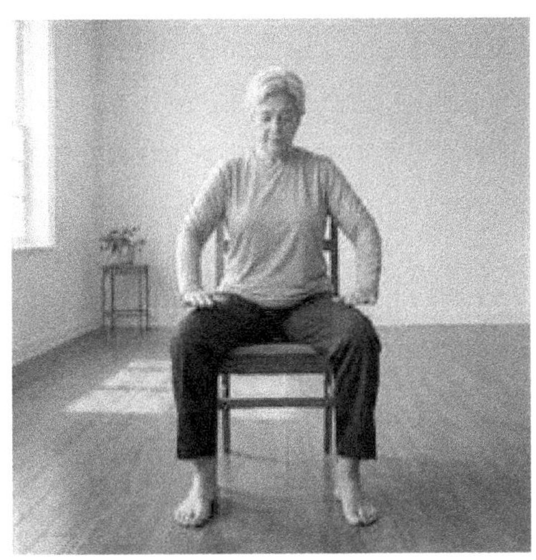

Paso 4: Volver y ciclar En la siguiente inhalación, lleve ambas manos de vuelta hacia arriba y hacia dentro a la posición reunida en el pecho y comience de nuevo la secuencia en tres direcciones: empuje hacia adelante, elevación hacia arriba, presión hacia abajo. Permita que las transiciones entre las tres direcciones se vuelvan progresivamente más suaves hasta que toda la secuencia fluya como un único gesto ininterrumpido.

Repeticiones: Cuatro a seis ciclos completos en tres direcciones por sesión.

Modificación: Quienes encuentren la secuencia en tres direcciones demasiado compleja pueden continuar con el empuje único hacia adelante del Capítulo 4 con intención y fluidez añadidas, construyendo hacia la secuencia completa a lo largo de sesiones sucesivas.

8.3 Prácticas de visualización y claridad mental

La dimensión interior de la práctica

A lo largo de este programa, el énfasis ha estado en las dimensiones físicas del Tai Chi en silla: los movimientos, la respiración, la postura, los beneficios específicos para la salud de las articulaciones, la circulación y el equilibrio. Todo eso es real e importante. Pero en la Semana 4, dirigimos la atención completamente hacia la dimensión que los practicantes de Tai Chi siempre han considerado igualmente importante: el paisaje interior de la práctica.

La visualización en el Tai Chi no es imaginación por sí misma. Es una herramienta práctica para mejorar la calidad del movimiento, profundizar la respuesta de relajación, y cultivar la calidad de claridad mental que las personas mayores describen consistentemente como uno de los resultados más valiosos de la práctica regular. Cuando se visualiza la experiencia interna de un movimiento en lugar de simplemente ejecutarlo mecánicamente, el sistema nervioso se compromete de forma más completa, los patrones de reclutamiento muscular mejoran, y los efectos calmantes de la práctica se profundizan significativamente.

Las siguientes tres prácticas de visualización están diseñadas para usarse durante o inmediatamente después de sus sesiones de movimiento regulares. No requieren tiempo adicional ni ninguna habilidad especial. Solo requieren atención.

Práctica de visualización 1: El Río Cálido

Use esto durante las Manos de Nube o cualquier movimiento fluido de brazos.

A medida que sus brazos se mueven a través de sus arcos circulares, imagine que sus manos se mueven a través de un río cálido y de flujo lento. Sienta la suave resistencia del agua, no como un obstáculo sino como una sustancia que da a su movimiento profundidad y textura. Note cómo imaginar esta resistencia ralentiza ligeramente el movimiento y profundiza la calidad del recorrido del brazo a través del espacio. Permita que el calor del agua imaginada se extienda desde las manos hacia las muñecas, los antebrazos y los hombros. Permanezca con esta imagen durante cuatro a seis ciclos completos de movimiento.

Práctica de visualización 2: El Árbol Enraizado

Use esto durante el Gallo Dorado o cualquier trabajo de equilibrio sobre una sola pierna.

Antes y durante la posición de equilibrio retenida, cierre los ojos durante un ciclo de respiración e imagine que su pie en el suelo tiene raíces que se extienden hacia abajo a través del suelo, a través de los cimientos del edificio, y profundamente en la tierra de abajo. Sienta la estabilidad que viene de imaginar este arraigo. Note cómo cambia la calidad del equilibrio cuando al sistema nervioso se le da esta imagen mental específica de arraigo. Cuanto más vívida y específica sea la imagen, más responderá el cuerpo.

Práctica de visualización 3: Moverse a través de la Luz

Use esto como práctica de cierre al final de cualquier sesión.

Al final de su sesión, deje que las manos descansen en el regazo y cierre los ojos. Haga tres ciclos de respiración lentos. Con cada inhalación, imagine que atrae luz clara y brillante al cuerpo a través de la parte superior de la cabeza. Con cada exhalación, imagine esa luz extendiéndose por el pecho, los brazos, la zona lumbar, las piernas, hasta los pies. Después de tres ciclos, simplemente siéntese en la calidad de presencia iluminada y relajada durante treinta a sesenta segundos antes de abrir los ojos.

Los alumnos que practican esta visualización de cierre de forma regular informan de que extiende los efectos calmantes de la sesión significativamente en las horas que siguen, y que a lo largo de varias semanas, empieza a producir una calidad de base de claridad mental que persiste a lo largo del día.

8.4 Evaluación de su progreso

Mirando atrás con ojos claros

Tomemos un momento para mirar atrás. Sea honesto consigo mismo, no crítico, simplemente honesto. Piense en ese primer día. ¿Cómo se sentían sus hombros entonces en comparación con ahora? ¿Puede alcanzar una taza de café con un poco menos de rigidez? Estos pequeños logros son lo que estamos contabilizando.

Lea las siguientes áreas de reflexión y tómese unos minutos, ya sea mentalmente o por escrito, para anotar sus respuestas honestas.

Movilidad física. Piense en el Día 1, cuando se sentó en su silla de práctica por primera vez e intentó los Balanceos de Brazos del Capítulo 3. ¿Cómo se sentían sus hombros entonces? ¿Cómo se sienten ahora? ¿Puede levantar los brazos a la altura de los hombros con mayor facilidad? ¿Ha aumentado el rango del Alcance Lateral? ¿Es la Flexión hacia Adelante en Sedestación más profunda que en la Semana 1?

No necesita medir estos cambios con precisión. Simplemente obsérvelos. Muchos alumnos encuentran que las mejoras son más visibles en actividades fuera de la práctica: alcanzar algo en un estante alto sin vacilación, girar para mirar detrás sin rigidez, levantarse de una silla con notablemente menos esfuerzo que hace cuatro semanas.

Equilibrio y coordinación. ¿Se ha vuelto más estable la Retención del Gallo Dorado a lo largo de la semana? ¿Se siente la Marcha de Tai Chi en Silla más coordinada de forma natural? ¿Ha notado algún cambio en cómo navega situaciones cotidianas que requieren equilibrio, como pasar por encima de un umbral, caminar sobre terreno irregular, o desplazar el peso para alcanzar algo?

Respiración y relajación. ¿Se siente natural la respiración diafragmática ahora, o todavía requiere esfuerzo consciente? ¿Ha notado algún cambio en su nivel general de estrés, la calidad del sueño o la capacidad de calmarse en momentos de ansiedad? ¿Ha habido momentos durante el día, fuera de la práctica, en que se ha dado cuenta de que respira más lenta y completamente que antes?

Claridad mental. Muchos alumnos notan esta dimensión del progreso antes de notar los cambios físicos. ¿Ha mejorado su concentración? ¿Siente una calidad de alerta mental más limpia en las horas que siguen a su práctica matutina? ¿Ha notado algún cambio en la memoria, el estado de ánimo o el sentido general de facilidad cognitiva que llevan sus días?

Lo que quiere continuar. La Semana 4 termina pero su práctica no tiene que hacerlo. ¿Qué movimientos se han vuelto genuinamente agradables? ¿Qué beneficios le importan más a usted personalmente? Las respuestas a estas preguntas son el material bruto del que se formará su práctica continua después del programa.

Tómese su tiempo con esta reflexión. Lo que encuentre aquí no es un informe sobre su adecuación. Es un mapa del progreso genuino y ganado, y el comienzo de entender en qué se está convirtiendo esta práctica para usted.

Capítulo 9: Tai Chi en silla para necesidades de salud específicas

Un programa de cuatro semanas de Tai Chi en silla produce beneficios generales para la salud que servirán a casi cualquier persona mayor que lo complete. Pero la práctica es también lo suficientemente flexible como para adaptarse específicamente a condiciones de salud particulares con las que muchos adultos mayores viven cada día. Este capítulo aborda tres de las más comunes: la artritis, las preocupaciones de salud cardiovascular y los desafíos cognitivos. Cada sección ofrece orientación específica sobre qué movimientos enfatizar, cómo modificarlos para la condición en cuestión, y qué dicen la investigación y la evidencia clínica sobre los beneficios específicos disponibles.

Si vive con una de estas condiciones, este capítulo no es una consulta médica. Es un complemento a su atención médica, ofreciéndole información que puede llevar a su equipo sanitario y herramientas de movimiento que complementan en lugar de reemplazar el tratamiento profesional.

9.1 Para el alivio de la artritis

Entender la relación entre la artritis y el movimiento

La artritis no es una sola condición sino una familia de ellas. La osteoartritis, la forma más común en adultos mayores, implica el desgaste gradual del cartílago articular, lo que lleva a dolor, rigidez y reducción del rango de movimiento, principalmente en las rodillas, las caderas, las manos y la columna. La artritis reumatoide es una condición autoinmune que produce inflamación en el revestimiento articular, afectando a las articulaciones de todo el cuerpo y creando períodos de brote doloroso alternados con relativa remisión.

En ambas formas, el instinto suele ser proteger la articulación dolorosa moviéndola menos. Este instinto es comprensible pero contraproducente a largo plazo. Las articulaciones necesitan movimiento para mantener la distribución del líquido sinovial, el lubricante natural de la articulación. Necesitan la carga suave del movimiento para estimular las células del cartílago que mantienen la superficie articular. Y los músculos alrededor de la articulación, cuando se debilitan por el desuso, proporcionan menos apoyo a la articulación, que luego experimenta más estrés con cada movimiento. La inmovilidad alimenta el dolor de la artritis en lugar de aliviarlo.

El Tai Chi en silla aborda este ciclo directamente. Sus movimientos son lo suficientemente lentos como para evitar el estrés inflamatorio, lo suficientemente variados como para llevar cada articulación a través de su rango natural, y lo suficientemente consistentes como para mantener los beneficios para la salud articular que solo el movimiento regular puede proporcionar.

Movimientos más beneficiosos para la artritis

Los **Círculos de Brazos en Sedestación** están entre los ejercicios más específicos disponibles para la artritis de hombro y codo. Con ambos brazos elevados a una altura cómoda, haga círculos lentos y pequeños en el plano horizontal, como si removiera algo suavemente. Comience con círculos no más grandes que una pelota de tenis y expanda gradualmente hasta el tamaño de un plato de cena a medida que la articulación se calienta. El movimiento rotacional distribuye el líquido sinovial por toda la cavidad del hombro, reduciendo la rigidez que aumenta después de períodos de reposo.

Las **Flexiones y Círculos de Muñeca** del calentamiento del Capítulo 5 son especialmente valiosas para la osteoartritis de mano y muñeca, una de las formas de artritis más limitantes funcionalmente para los adultos mayores. Realizadas dos veces al día, antes y después de la sesión principal de práctica, reducen significativamente la rigidez matutina a lo largo de dos o tres semanas de práctica constante.

Las **Elevaciones de Rodilla en Sedestación** del Capítulo 4, realizadas en un rango pequeño y cómodo, mantienen la fuerza del cuádriceps que protege la articulación de la rodilla del desgaste que ocurre cuando los músculos están débiles. La clave para la artritis de rodilla es mantener el rango estrictamente dentro de la zona sin dolor. Cualquier movimiento que produzca dolor articular agudo o que empeore debe reducirse en rango o discontinuarse hasta que la articulación sea evaluada.

Las **Manos de Nube** del Capítulo 7 proporcionan movimiento continuo y fluido a través de las articulaciones del hombro, el codo y la muñeca simultáneamente, convirtiéndolas en una de las herramientas de manejo de la artritis más eficientes de todo el programa.

Una alumna mayor en una de mis clases en una comunidad de jubilados llevaba once años gestionando una osteoartritis grave de manos cuando se unió al programa de Tai Chi en silla. Su reumatólogo le había dicho que mantuviera las manos en movimiento pero había encontrado que la mayoría de los ejercicios para las manos eran demasiado dolorosos o demasiado aburridos para mantener. Después de seis semanas de práctica diaria que incluía Flexiones de Muñeca y Manos de Nube, informó de una reducción significativa de la rigidez matutina, de aproximadamente noventa minutos a menos de treinta, y su fuerza de agarre mejoró mensurablemente en su siguiente cita de terapia ocupacional. Su terapeuta incorporó el Tai Chi en silla en su plan de tratamiento formal como resultado.

Una nota sobre los días de brote

En días en que los síntomas de artritis están agudamente elevados, no empuje a través de la práctica a la intensidad normal. En su lugar, realice solo la Verificación de Respiración y Postura del Capítulo 5 y las prácticas de visualización del Capítulo 8. La activación parasimpática de la respiración lenta reduce la inflamación sistémica a nivel hormonal y proporciona un alivio significativo incluso cuando el movimiento físico no es apropiado. La práctica continúa en los días de brote. Simplemente toma una forma diferente.

9.2 Para la salud del corazón y la circulación

El Tai Chi como medicina cardiovascular

La evidencia que apoya al Tai Chi como práctica beneficiosa para la salud cardiovascular es de las más sólidas en todo el campo de la medicina integrativa. Una revisión sistemática exhaustiva de 2021 publicada en el *European Journal of Preventive Cardiology* encontró que la práctica regular del Tai Chi se asoció con reducciones significativas en la presión arterial sistólica y diastólica, reducciones en la frecuencia cardíaca en reposo, mejoras en la variabilidad de la frecuencia cardíaca, y marcadores reducidos de inflamación sistémica, todos independientes de otros factores de estilo de vida.

El Tai Chi en silla beneficia específicamente la salud cardiovascular a través de tres mecanismos principales. Primero, el movimiento continuo de baja intensidad mantiene un nivel elevado de circulación periférica en comparación con el reposo completo, estimulando el flujo sanguíneo a las extremidades y reduciendo el estancamiento venoso que contribuye a los tobillos hinchados, los pies fríos y la incomodidad circulatoria común en los adultos mayores sedentarios.

Segundo, la respiración diafragmática practicada en cada sesión funciona como una bomba cardiovascular auxiliar. Cada ciclo completo de respiración crea cambios en la presión intratorácica que ayudan al retorno de la sangre al corazón. A lo largo de una sesión de diez minutos, este efecto es acumulativo y significativo, particularmente para quienes tienen un gasto cardíaco reducido por cambios relacionados con la edad o insuficiencia cardíaca leve.

Tercero, la activación consistente del sistema nervioso parasimpático a través de la respiración y el movimiento consciente contrarresta directamente el tono simpático elevado, la respuesta de estrés crónico de bajo grado, que es uno de los principales impulsores de la hipertensión y la enfermedad cardiovascular en los adultos mayores.

Movimientos más beneficiosos para la salud cardiovascular

Las **Elevaciones y Flexiones de Pierna en Sedestación** son uno de los ejercicios de circulación más efectivos disponibles para los miembros inferiores. Sentado erguido, curve lentamente el talón derecho hacia atrás hacia la pata de la silla doblando la rodilla, luego estírelo y repita en el lado izquierdo. La contracción y liberación alternante de los músculos isquiotibiales actúa como una bomba muscular para el retorno venoso de sangre desde las piernas inferiores, abordando directamente el estancamiento circulatorio que contribuye a las varices, la hinchazón de piernas y la incomodidad de la enfermedad vascular periférica. Realice diez a quince flexiones alternas lentas como adición al calentamiento regular.

Los **Bráceos de Brazos del Capítulo 7** activan los grandes grupos musculares de la cintura escapular y la parte superior de la espalda en un movimiento lento y repetitivo que mantiene una elevación suave pero sostenida de la frecuencia cardíaca y mejora significativamente la circulación de la parte superior del cuerpo.

El **Empuje de Tai Chi** de los Capítulos 4 y 8 activa tanto las fases de empuje como de retorno para trabajar los músculos pectorales y del hombro posterior en una alternancia suave y rítmica que sostiene la circulación permaneciendo bien dentro de la zona de comodidad cardiovascular incluso de quienes tienen limitaciones cardíacas significativas.

Las **prácticas de respiración de cuerpo completo**, particularmente la relación exhalación-inhalación de tres a uno descrita en el Capítulo 3, reducen mensurablemente la presión arterial durante la práctica y han demostrado en múltiples estudios producir reducciones duraderas en la presión arterial en reposo en adultos mayores que practican de forma constante durante ocho a doce semanas.

Una profesora jubilada de mediados de los setenta asistió a su primera clase de Tai Chi en silla por sugerencia de su cardiólogo después de un evento cardíaco leve. Empezó con los movimientos más simples, Balanceos de Brazos y respiración lenta, practicados diariamente durante doce minutos cada mañana. En su seguimiento cardíaco a los tres meses, su presión arterial en reposo había disminuido de un promedio de 148/92 a 131/81, una reducción que su cardiólogo describió como clínicamente significativa. Continuó la práctica y mantuvo esa mejora en su seguimiento a los seis meses.

Trabajar dentro de las limitaciones cardíacas

Si tiene una afección cardíaca diagnosticada, trabaje en estrecha colaboración con su cardiólogo o equipo de rehabilitación cardíaca cuando use este programa. La mayoría de los pacientes cardíacos pueden practicar Tai Chi en silla de forma segura en todas las etapas de la recuperación, pero las recomendaciones específicas de intensidad de movimiento pueden necesitar individualizarse. La tasa de esfuerzo percibido debe permanecer baja en todo momento. Ningún movimiento de este programa debe causar dificultad para respirar, malestar en el pecho o palpitaciones. Si ocurre cualquiera de estos síntomas, deténgase de inmediato y contacte a su médico.

9.3 Para el deterioro cognitivo y la salud cerebral

Por qué el Tai Chi está en una posición única para ayudar

La mayoría del ejercicio ayuda al cerebro de una manera: hace que llegue más sangre. Eso es valioso, pero el Tai Chi hace algo extra. El Tai Chi ofrece ese beneficio y varios otros simultáneamente, lo que explica por qué se distingue de prácticamente cualquier otra práctica de movimiento en sus efectos demostrados sobre la cognición.

Un estudio de referencia financiado por el NIA publicado en los *Annals of Internal Medicine* estudió a 304 adultos de 65 años o más con deterioro cognitivo leve a lo largo de seis meses de práctica regular de Tai Chi. El grupo de Tai Chi tradicional aumentó las puntuaciones de las pruebas cognitivas en 1,5 puntos en comparación con un grupo de control que solo estiraba. Una versión cognitivamente mejorada del Tai Chi, que añadía desafíos mentales durante el movimiento, aumentó las puntuaciones en casi tres puntos, una mejora clínicamente significativa que ninguna intervención farmacéutica para el deterioro cognitivo leve ha igualado de forma consistente.

Una revisión sistemática en *BMC Geriatrics* confirmó que la práctica del Tai Chi que abarca de doce semanas a un año produjo mejoras pequeñas a moderadas pero clínicamente relevantes en el funcionamiento cognitivo general en personas mayores con deterioro cognitivo, en comparación con grupos de control tanto sin intervención como activos. Investigaciones adicionales publicadas en *JAMA Network Open* encontraron que el Tai Chi superó a caminar para mejorar la función cognitiva global en adultos mayores con deterioro cognitivo leve a lo largo de treinta y seis semanas de práctica.

Las razones son fisiológicas y neurológicas simultáneamente. El Tai Chi aumenta el flujo sanguíneo cerebral a través de su componente aeróbico. Se ha demostrado en estudios de neuroimagen que fortalece el hipocampo, la región del cerebro más crítica para la formación de memoria y más vulnerable a la degeneración relacionada con el Alzheimer. Activa la corteza prefrontal a través de las demandas de aprender, secuenciar y recordar patrones de movimiento. Y la coordinación bilateral y cruzada que define movimientos como las Manos de Nube y la Marcha de Tai Chi en Silla estimula directamente el cuerpo calloso, el puente neural entre los hemisferios del cerebro cuya salud está fuertemente asociada con la resiliencia cognitiva en la vejez.

Es importante destacar que el Tai Chi en silla aborda estos mecanismos incluso en su forma más suave y accesible. Los beneficios cerebrales no requieren una intensidad aeróbica vigorosa. Requieren un compromiso constante de movimiento, respiración, atención y memoria, todo lo cual está integrado en cada sesión de este programa desde la Semana 1 en adelante.

Cómo los desafíos cognitivos cambian la práctica

Las personas mayores que experimentan deterioro cognitivo van desde quienes tienen quejas leves de memoria pero son por lo demás completamente independientes hasta quienes tienen demencia moderada que requieren apoyo diario significativo. El Tai Chi en silla puede adaptarse de forma significativa a todo este espectro, aunque la adaptación se ve bastante diferente en cada nivel.

Para quienes tienen **deterioro cognitivo leve**, el programa estándar de cuatro semanas de este libro es apropiado con mínima modificación. La adaptación principal es reducir la complejidad de las instrucciones de movimiento de múltiples pasos durante la fase de aprendizaje y usar más repetición antes de introducir nuevos movimientos. Establecer un entorno de práctica diaria completamente consistente, la misma silla, el mismo espacio, la misma hora, la misma secuencia de apertura respiratoria, es especialmente importante, ya que las señales ambientales compensan la fiabilidad reducida de la memoria prospectiva en el deterioro leve.

Para quienes tienen **desafíos cognitivos moderados**, simplifique la práctica a tres o cuatro movimientos centrales en lugar del repertorio completo, y use señales verbales consistentes que permanezcan idénticas de sesión a sesión. El objetivo no es la variedad o la progresión sino la repetición diaria fiable de un pequeño número de movimientos conocidos que el cerebro y el cuerpo pueden realizar sin la carga cognitiva de aprender algo nuevo. Las Manos de Nube, la Verificación de Respiración y Postura, los Balanceos de Brazos y la visualización de cierre del Capítulo 8 forman una excelente práctica simplificada para esta población.

Para quienes están en las **primeras etapas de demencia**, la práctica debe ser guiada por un cuidador o familiar en lugar de autodirigida. La investigación del Dr. Paul Lam en el Instituto Tai Chi para la Salud ha desarrollado protocolos específicos para poblaciones con Alzheimer y demencia, y su principio es directamente aplicable aquí: el objetivo es tiempo de calidad en movimiento y respiración, no la ejecución de formas específicas. Cualquier movimiento que la persona pueda hacer con algún grado de atención y conciencia respiratoria constituye una práctica válida y beneficiosa.

Movimientos más beneficiosos para la salud cognitiva

Las **Manos de Nube del Capítulo 7** es el movimiento cognitivamente más exigente de este programa. Requiere la gestión simultánea de dos miembros que se mueven de forma independiente, la coordinación de la rotación corporal con el movimiento del brazo, y el mantenimiento de un ritmo fluido, todo mientras se sigue la respiración. La demanda de coordinación bilateral es precisamente el tipo de desafío neural que los investigadores han identificado como más beneficioso para preservar y mejorar la función cognitiva. Practique las Manos de Nube durante el tiempo que se sienta cómodo en cada sesión. Para los propósitos de la salud cognitiva, más repeticiones de Manos de Nube son más valiosas que una mayor variedad de movimientos de menor duración.

La **Marcha de Tai Chi en Silla del Capítulo 4** entrena las vías neurales cruzadas a través de la coordinación alternante de brazo opuesto y pierna opuesta. Este es el mismo tipo de patrones bilaterales utilizados en los programas de investigación de Tai Chi cognitivamente mejorado y se ha asociado directamente en estudios con una mejor ejecución de doble tarea, la capacidad de gestionar dos tareas mentales o físicas simultáneamente, que es una de las funciones cognitivas que declina más temprano y de forma más funcionalmente disruptiva en el envejecimiento normal y el deterioro cognitivo leve.

El **Barrido de Rodilla del Capítulo 7** añade la demanda cognitiva de la secuenciación, la necesidad de recordar qué mano barre y cuál empuja, y qué lado viene después, convirtiéndolo en un ejercicio útil de memoria de trabajo integrado dentro de la práctica física.

Añadir desafíos cognitivos a cualquier movimiento es una técnica directamente respaldada por la investigación financiada por el NIA. Durante cualquier secuencia de movimiento sostenida, un cuidador, compañero de práctica o el propio practicante puede introducir tareas mentales concurrentes simples para elevar el efecto de entrenamiento cognitivo:

- Contar hacia atrás desde veinte de dos en dos durante las Manos de Nube

- Nombrar una fruta, verdura o animal con cada paso alternante de la Marcha de Tai Chi en Silla
- Deletrear una palabra de cuatro o cinco letras en voz alta, una letra por ciclo de respiración, durante los Balanceos de Brazos
- Recordar un recuerdo específico, el rostro de una persona, un lugar del pasado, y describirlo mentalmente con detalle durante la visualización de cierre

Estas adiciones no complican la práctica física. La superponen con exactamente el tipo de demanda neural de doble tarea que la investigación ha demostrado que produce las mejoras cognitivas más significativas.

La dimensión emocional del deterioro cognitivo

El deterioro cognitivo lleva un peso emocional que debe reconocerse honestamente en cualquier guía que lo aborde. El miedo a un mayor deterioro, el duelo por las habilidades perdidas, la frustración con la inconsistencia de la memoria, y el aislamiento social que a menudo acompaña a los desafíos cognitivos no son preocupaciones periféricas. Son centrales a la experiencia de vivir con deterioro cognitivo, y son dimensiones de la salud que el Tai Chi en silla aborda junto con las neurológicas.

La calidad calmante y rítmica de la práctica regular reduce consistentemente la ansiedad y la agitación en poblaciones con deterioro cognitivo, incluidas las que tienen demencia moderada. El compromiso físico proporciona una fuente fiable de bienestar corporal en días en que la memoria y la cognición son poco fiables. Y la experiencia social de practicar con un cuidador, familiar o grupo proporciona el tipo de compromiso relacional positivo que los neurocientíficos ahora reconocen como uno de los factores protectores más poderosos contra el deterioro cognitivo disponibles para los adultos mayores.

Una cuidadora cuyo marido fue diagnosticado con la enfermedad de Alzheimer en etapas tempranas empezó a practicar Tai Chi en silla junto a él, tres mañanas a la semana como actividad compartida. Informó de que en dos meses su agitación a última hora de la mañana, un síntoma común en el Alzheimer temprano, se había reducido notablemente en los días de práctica. Su neurólogo notó que su compromiso y capacidad de respuesta durante las citas era visiblemente diferente.

Ella continuó la práctica y la describió como la parte más consistentemente positiva de su día juntos.

Notas prácticas para cuidadores y familiares

Si está apoyando a una persona mayor con desafíos cognitivos a través de este programa, los siguientes principios le ayudarán a hacer la práctica sostenible y genuinamente beneficiosa:

- **Mantenga cada sesión idéntica en estructura.** La verificación de respiración de apertura, los mismos dos o tres movimientos, y la visualización de cierre, en el mismo orden, siempre. La previsibilidad no es monotonía para alguien con deterioro cognitivo. Es seguridad.
- **Use señales verbales calmadas y consistentes.** Hable despacio, use las mismas palabras para los mismos movimientos en cada sesión, y permita pausas más largas después de las instrucciones. La velocidad de procesamiento cognitivo se reduce con el deterioro y la práctica nunca debe sentirse apresurada.
- **Siga el ritmo de la persona en cuanto a la duración.** Diez minutos es una guía, no una regla. Algunas sesiones serán de cuatro minutos. Algunas, en días particularmente buenos, pueden extenderse a quince. Deje que el compromiso y la comodidad marquen el ritmo en lugar del reloj.
- **Celebre cada sesión.** No el rendimiento, no la forma correcta, no la mejora mensurable. Simplemente el presentarse, la respiración y el movimiento juntos. Ese es el objetivo completo, y es más que suficiente.

Capítulo 10: Cómo continuar su camino con el Tai Chi en silla

Ha completado el programa de cuatro semanas. Los movimientos que eran nuevos son ahora conocidos. El hábito que era frágil está ahora establecido. El cuerpo que llegó a esta práctica hace cuatro semanas no es exactamente el mismo cuerpo que ha llegado a este capítulo final.

Lo que viene después es completamente suyo para definir. Este capítulo ofrece orientación para el camino hacia adelante, específica, práctica y fundamentada en el mismo respeto por donde realmente está que ha guiado cada página de este libro.

10.1 Cómo integrar el Tai Chi en la vida cotidiana

Del programa a la práctica

La transición más importante en cualquier camino de bienestar es la que va de seguir un programa estructurado a mantener una práctica orgánica y autodirigida. Los programas tienen principios y finales. Las prácticas no. Una práctica es simplemente algo que se hace porque es parte de cómo se vive, tan natural e incondicional como comer o dormir.

Llegar ahí requiere un cambio en cómo piensa sobre el Tai Chi en silla. En lugar de algo que hace durante treinta días y luego evalúa, se convierte en algo que hace de la manera en que toma su té de la mañana o llama a un amigo los domingos por la tarde, de forma habitual, cómoda, sin necesidad de decidir hacerlo cada vez.

Las siguientes estrategias prácticas le ayudarán a hacer esa transición.

Ancle a un hábito existente. La forma más fiable de sostener cualquier nuevo comportamiento es adjuntarlo a uno que ya es automático. Practique el Tai Chi en silla inmediatamente después de su café de la mañana, o inmediatamente antes de su descanso de la tarde, o en los primeros diez minutos después de cenar. Deje que el hábito existente arrastre al nuevo.

Mantenga la silla en su lugar. La señal física de su silla de práctica en su lugar designado es un motivador más poderoso que cualquier intención. Cuando la silla está visible y lista, la práctica se siente accesible. Cuando tiene que prepararla, la fricción de la preparación se convierte en una razón para no empezar.

Use los movimientos fuera de la práctica formal. Las Manos de Nube pueden practicarse en una mesa del comedor mientras hierve el agua. Los círculos de muñeca pueden hacerse durante cualquier período de descanso sentado. La Verificación de Respiración y Postura puede usarse en cualquier momento durante el día cuando surja el estrés o la incomodidad. El Tai Chi no es solo una práctica que se hace en una sesión dedicada. Es un vocabulario de movimiento y respiración que puede tejerse a través de todo el tejido del día.

Establezca un mínimo. En días difíciles, cuando la energía es baja o la motivación ha retrocedido temporalmente, comprométase con un mínimo de tres minutos en lugar de los diez completos. Tres minutos de respiración y simples movimientos de brazos no es la práctica completa, pero mantiene el hábito neurológico y mantiene la cadena de días de práctica consecutivos sin romper. Más a menudo que no, tres minutos llevan a diez.

10.2 Cómo mantener la motivación

La realidad honesta de la práctica a largo plazo

Nadie mantiene ninguna práctica con igual entusiasmo a lo largo de semanas, meses y años. La motivación fluctúa. La vida interviene. Habrá días en que diez minutos se sienta demasiado, semanas en que la enfermedad, los viajes o las circunstancias difíciles rompan la rutina, y momentos en que genuinamente no pueda recordar por qué empezó.

Estos no son fracasos de carácter. Son los ritmos normales de una vida humana. Las personas mayores que mantienen el Tai Chi en silla durante años no son las que se sienten consistentemente motivadas. Son las que han desarrollado estrategias prácticas para volver a la práctica después de que haya decaído, sin autojuicio y sin necesidad de empezar desde el principio.

Lleve un registro de su práctica con un diario sencillo. Un pequeño cuaderno guardado cerca de la silla de práctica, usado para nada más que una fecha y una frase después de cada sesión, "Estaba rígido pero lo terminé" o "Buena sesión, el hombro más suelto hoy," crea un registro visible de esfuerzo que se vuelve genuinamente motivador con el tiempo. Mirar atrás a treinta o sesenta entradas y ver la consistencia acumulada es más motivador que cualquier aliento externo.

Conéctese con otros. Las clases de Tai Chi en silla están disponibles en la mayoría de las comunidades a través de centros cívicos, YMCA, departamentos de recreación y muchos programas de bienestar hospitalario. Practicar con otros añade conexión social, responsabilidad y el placer específico de moverse en ritmo sincronizado con otras personas, una experiencia que produce aumentos mensurables en la hormona de vinculación oxitocina y mejora significativamente el disfrute y la retención de la práctica.

Celebre los logros no relacionados con el rendimiento. Un logro en esta práctica no es un nuevo récord de flexibilidad ni una postura de equilibrio impresionantemente mantenida. Un logro es presentarse un día en que no tenía ganas. Un logro es notar que ha dormido mejor. Un logro es el comentario de un familiar de que parece más relajado últimamente. Hónrelos. Son la moneda real del progreso en el Tai Chi en silla.

Refresque la práctica periódicamente. Después de varios meses, si la práctica empieza a sentirse demasiado rutinaria, añada un nuevo movimiento o secuencia, explore un video de Tai Chi diferente en línea, asista a una clase comunitaria, o revise un capítulo anterior de este libro con ojos frescos. La práctica tiene más profundidad de la que cualquier programa puede cubrir completamente. Siempre hay algún lugar nuevo al que ir dentro de ella.

Una mujer de 78 años que lleva cuatro años practicando Tai Chi en silla me dijo recientemente que la práctica se había convertido, en sus propias palabras, en "lo más fiable en mi vida." No porque siempre fuera agradable, sino porque siempre estaba ahí, accesible, sin juicios, y genuinamente receptiva a cómo se sentía en cualquier día dado. Había faltado semanas durante enfermedades, viajado meses sin una silla formal, y pasado por períodos de duelo que hacían que cualquier práctica física se sintiera sin sentido. Cada vez que volvía, la práctica la recibía exactamente como estaba, y le devolvía, poco a poco, la firmeza en la que había llegado a confiar.

10.3 Seguimiento del progreso y celebración de logros

Hacer visible el progreso

El progreso en el Tai Chi en silla suele ser lo suficientemente gradual como para que sea difícil percibirlo desde dentro de la experiencia. Esto se debe en parte a que la práctica le encuentra donde está y mejora desde ahí, por lo que la línea de base se desplaza con la mejora y la diferencia entre la capacidad actual y la pasada se vuelve invisible. El seguimiento del progreso crea el registro externo que hace visible la diferencia de nuevo y proporciona el aliento que la experiencia subjetiva a veces no puede.

El siguiente enfoque de seguimiento sencillo no requiere ninguna herramienta especial, solo el pequeño diario descrito en la sección anterior.

Notas físicas semanales. Al final de cada semana, dedique dos minutos a escribir tres breves observaciones sobre cambios físicos. Anote una cosa que se sienta más fácil que la semana anterior. Anote un movimiento que ha mejorado en rango o fluidez. Anote un área de malestar crónico que ha cambiado, ya sea que haya disminuido o simplemente se haya vuelto más manejable.

Comprobaciones mensuales de movilidad. Una vez al mes, realice las siguientes autoevaluaciones sencillas y anote los resultados. ¿Qué tan alto puede levantar los brazos sin malestar? ¿Hasta dónde puede girar la cabeza hacia cada lado? ¿Cuántos segundos puede mantener la posición del Gallo Dorado en cada lado? ¿Puede alcanzar las manos más adelante en la Flexión hacia Adelante en Sedestación que el mes pasado? Estas no son competiciones. Son puntos de referencia que hacen visible el progreso invisible.

Seguimiento de días de práctica consecutivos. Marque cada día de práctica en un calendario sencillo. El patrón visual de días marcados consecutivamente es uno de los motivadores más poderosos disponibles, y el fuerte deseo de no romper una racha una vez establecida es un fenómeno psicológico bien documentado que funciona de forma fiable a favor de la práctica consistente.

Celebración de logros. Marque hitos específicos con un reconocimiento genuino. Completar el programa de cuatro semanas es un hito que vale la pena celebrar. Alcanzar treinta días de práctica consecutivos es un logro significativo. Notar una mejora física específica, dormir toda la noche por primera vez en meses, caminar hasta el buzón sin dolor de cadera, girarse para mirar por encima del hombro sin rigidez, estos son los hitos que más importan, y merecen ser reconocidos con la misma calidez que ofrecería a un amigo que hubiera logrado algo significativo.

Porque son significativos. El compromiso que ha asumido con su propia salud y bienestar durante estas cuatro semanas es un acto de genuino autorrespeto. Las mejoras que ha ganado son la respuesta honesta del cuerpo a ese respeto.

La práctica continúa

Hay una última cosa que vale la pena decir mientras este libro se acerca a su fin.

El Tai Chi en silla se ha practicado, en diversas formas, durante siglos. Los principios sobre los que se construye, la coordinación de la respiración y el movimiento, el cultivo de la atención arraigada, la comprensión de que lento no es lo mismo que débil y que suave no es lo mismo que ineficaz, no son tendencias ni soluciones de bienestar temporales. Son verdades profundas, probadas y transculturales sobre lo que el cuerpo y la mente humanos necesitan para funcionar bien a lo largo de toda la extensión de una vida.

Ha pasado cuatro semanas tocando la superficie de algo genuinamente antiguo y genuinamente vivo. La práctica no está completa al final de este libro. En la tradición del Tai Chi, la práctica nunca está completa. Simplemente se profundiza, sesión por sesión, año por año, mientras uno se presente para ella.

Preséntese. Muévase suavemente. Respire completamente. La práctica hará el resto.

Una pequeña petición

Si este libro marcó una diferencia para usted, aunque sea pequeña, ¿consideraría dejar una reseña honesta en Amazon o a través del sitio web donde consiguió este libro?

Como autor independiente, no tengo el presupuesto de marketing de las grandes editoriales. Las reseñas son la forma en que los lectores descubren libros como este. Sus comentarios realmente ayudan a que este trabajo llegue a otros que puedan necesitarlo.

Solo toma un minuto, y sus pensamientos honestos, positivos o críticos, se aprecian genuinamente.

Escanea el código QR a continuación con tu teléfono para dejar una reseña en Amazon

Gracias por leer y por su apoyo.

Palabras finales

Hay algo que vale la pena nombrar antes de cerrar este libro y dejarlo en el estante o la mesita de noche o donde sea que haya vivido junto a su silla de práctica estas últimas semanas.

La mayoría de las personas que cogen un libro de salud y bienestar leen el primer capítulo, se sienten genuinamente motivadas, tienen la intención de volver, y nunca lo hacen. Usted no hizo eso. Se presentó. Día tras día, en una silla en cualquier habitación que eligió, con el cuerpo que trajo consigo en cualquier mañana dada, se movió. Respiró. Prestó atención. Eso no es una pequeña cosa. En un mundo que recompensa lo dramático y lo extremo, diez minutos tranquilos de movimiento suave e intencional cada día es un acto silenciosamente radical.

El Tai Chi en silla no promete transformación de la noche a la mañana. Nunca lo ha hecho. Lo que promete, y lo que siglos de práctica y décadas de investigación moderna han confirmado, es esto: el movimiento suave, constante y consciente cambia el cuerpo. Cambia el sistema nervioso. Con el tiempo, cambia la forma en que habita su vida.

Quizás empezó este programa porque su equilibrio era inestable, o sus articulaciones dolían por la mañana, o su mente se sentía más nublada de lo que solía. Quizás empezó porque alguien de su confianza se lo sugirió, o porque algo en el Capítulo 1 se sintió verdadero de una manera que le hizo querer intentarlo. Sea lo que sea que le trajo aquí, se quedó. Y eso importa.

Lo que ha construido a lo largo de estos diez capítulos no es solo un programa de ejercicio de cuatro semanas. Ha construido un vocabulario de movimiento que le pertenece ahora. Los Balanceos de Brazos, las Manos de Nube, el Gallo Dorado, la respiración lenta y coordinada que acompaña a cada gesto, son suyos. Viven en su cuerpo. Serán más fáciles de retomar que de aprender, porque el sistema nervioso retiene lo que ha practicado, incluso tras semanas de ausencia, incluso a través de enfermedades o viajes o las interrupciones que la vida trae sin pedir permiso.

La práctica no requiere que esté bien. No requiere que esté sin dolor, o fuerte, o flexible, o seguro. Solo requiere que se siente, tome una respiración y empiece. Todo lo demás sigue de ahí.

En la tradición del Tai Chi, existe un concepto llamado mente de principiante, la comprensión de que los practicantes más experimentados se acercan a su práctica con la misma apertura y curiosidad que alguien que lo hace por primera vez. No porque no hayan aprendido nada, sino porque entienden que la práctica es siempre más profunda de donde están actualmente en ella. Siempre hay más que descubrir en la próxima respiración, en el próximo movimiento, en los próximos diez minutos tranquilos.

No ha terminado. Está empezando.

La silla está lista. La respiración está disponible. La práctica está esperando, exactamente donde la dejó.

Vuelva a ella mañana.

Con gratitud por el valor que se necesita para cuidar de uno mismo,

Su instructor de Tai Chi en silla

Agradecimientos

Un libro sobre la práctica de moverse juntos no podría haberse escrito solo.

Mi más profunda gratitud va a los cientos de alumnos que he tenido el privilegio de enseñar a lo largo de quince años en centros cívicos, instalaciones de rehabilitación y residencias de mayores. Me enseñaron infinitamente más de lo que yo les enseñé. Su resiliencia, su humor, su disposición a probar algo nuevo en las temporadas más difíciles de sus vidas moldeó cada palabra de este programa. Este libro existe por lo que me mostraron que era posible.

A los fisioterapeutas, terapeutas ocupacionales, médicos geriátricos y profesionales sanitarios que generosamente compartieron su experiencia clínica y confiaron en esta práctica lo suficiente como para recomendarla a sus pacientes, su colaboración hizo que este programa fuera más seguro, más profundo y más efectivo de lo que podría haber sido jamás sin ustedes.

A la comunidad global del Tai Chi cuya dedicación ha preservado este arte a través de generaciones, este libro se apoya en sus hombros con respeto.

A mis colegas en el bienestar de mayores que ofrecieron aliento a lo largo de este proceso, su apoyo se refleja en cada página.

A mis propios maestros que primero pusieron estos movimientos en mis manos, llevo su instrucción conmigo siempre.

Gracias. A todos ustedes.

Xian Ming

Sobre el autor

Xian Ming es un Instructor Certificado de Tai Chi y Qi Gong con una dedicación de por vida a un único propósito: ayudar a los adultos mayores a moverse mejor, vivir con más libertad y envejecer con confianza y dignidad.

Más de quince años de práctica han llevado a Xian a centros cívicos, comunidades de jubilados e instalaciones de rehabilitación, trabajando directamente con personas mayores que navegan por la artritis, el dolor crónico, los problemas de equilibrio, la ansiedad y el deterioro cognitivo leve. Esa profundidad de experiencia del mundo real da forma a cada página de este libro.

Xian trabaja en estrecha colaboración con fisioterapeutas, terapeutas ocupacionales y profesionales sanitarios geriátricos para garantizar que cada programa de movimiento cumpla los más altos estándares de seguridad y relevancia clínica para los adultos mayores. Este enfoque interdisciplinario ha hecho que los programas de Tai Chi y Qi Gong en silla de Xian se encuentren entre los más reconocidos en los entornos de bienestar para mayores.

Pero más allá de las credenciales, lo que define la enseñanza de Xian es algo más sencillo: la creencia genuina de que cada cuerpo, a cualquier edad, merece una práctica que lo reciba con paciencia, respeto y cuidado.

Bono: Guía de referencia rápida diaria de 10 minutos

Puede fotocopiar o imprimir estas páginas, hacerles una foto con el teléfono, o simplemente dejar el libro abierto cerca de su silla. Así podrá avanzar de forma continua en sus sesiones diarias de 10 minutos sin necesidad de interrumpir la concentración para pasar páginas.

Cómo usar esta guía (regla de inicio rápido)

Para obtener los mejores resultados, una mejor coordinación, menos rigidez y una mente más despejada, la consistencia es fundamental. Este es su sencillo mapa de ruta:

- **Frecuencia: 5 días a la semana.** No es necesario practicar todos los días.
- **Días de descanso: 2 días libres.** Tómelos cuando el cuerpo los necesite (por ejemplo, descanse los fines de semana, o cada tercer día). Escuche a sus articulaciones.
- **Duración: 10 minutos al día.** No se apresure. Si se mueve despacio y tarda 12 minutos, eso es perfecto.
- **Mejor momento para practicar: A media mañana (9:00 – 11:00).** Esto permite que el cuerpo elimine la rigidez matutina antes de que llegue el cansancio. *(Si prefiere las tardes, practique 1 hora antes de acostarse para relajarse.)*
- **Repeticiones:** Los números indicados a continuación (p. ej., "4 a 6 ciclos, círculos, etc.") son solo sugerencias. Si 3 le parece suficiente para el movimiento, deténgase en 3. Nunca fuerce a través del dolor.

Semana 1: Introducción suave a los movimientos

Preparación (1 minuto)

- Siéntese hacia adelante en la silla, pies planos en el suelo, separados a la anchura de las caderas.
- Encuentre su postura: columna erguida, hombros caídos, manos descansando en el regazo.
- Haga 3 respiraciones abdominales lentas y profundas (inhale por la nariz, exhale por la boca).

1. El calentamiento (3 minutos)

Movimiento	Acción	Referencia visual
Rotaciones de cuello	2 semicírculos lentos en cada dirección (solo arco frontal).	*Mentón al pecho* 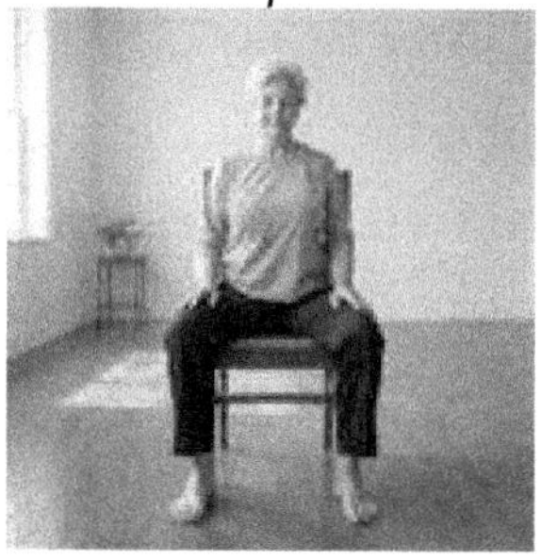 *Oreja derecha al hombro derecho* 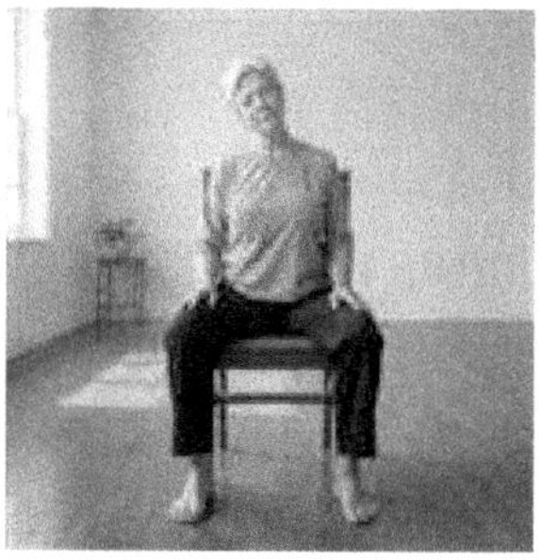 *Oreja izquierda al hombro izquierdo* 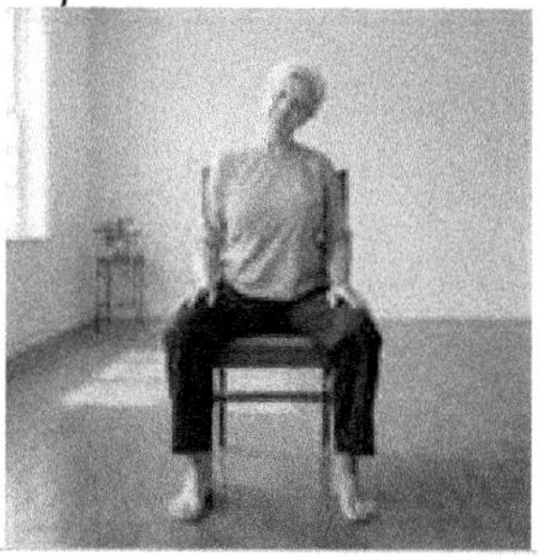
Rotaciones de hombros	3 a 4 círculos lentos hacia atrás, luego 3 a 4 círculos lentos hacia adelante.	*Hombros arriba* 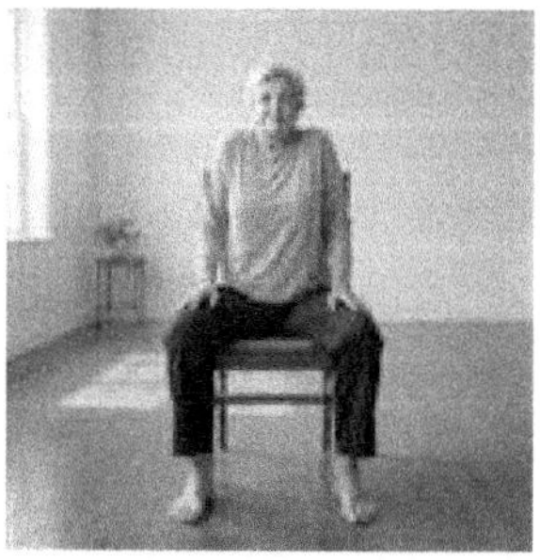

		Hombros rodando hacia atrás y abajo 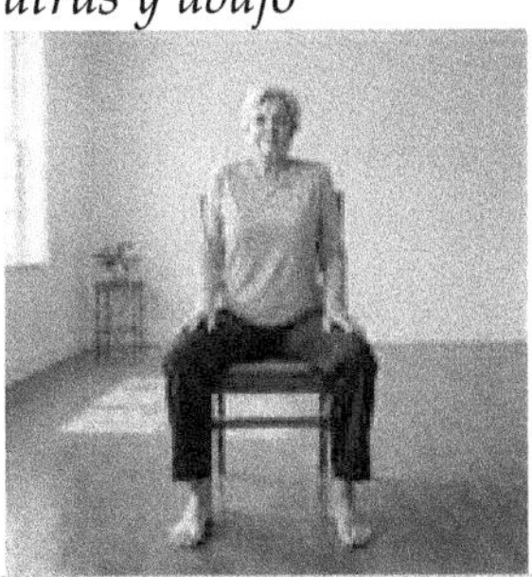
Flexiones y círculos de muñeca	5 a 6 flexiones (abajo y arriba), luego 5 círculos en cada dirección.	*Muñecas flexionadas abajo* 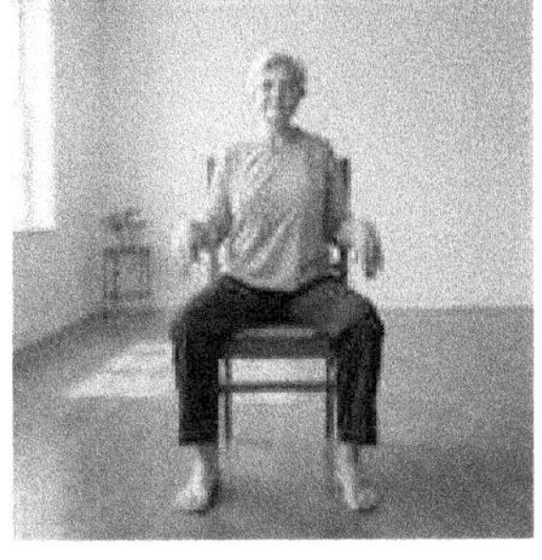 *Muñecas flexionadas arriba* 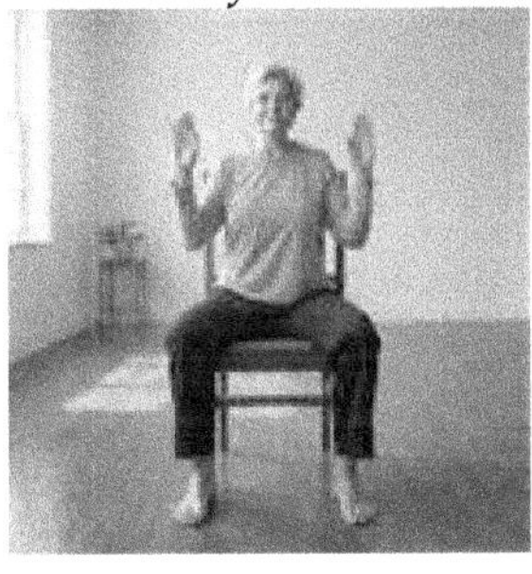 *Círculos de muñeca* 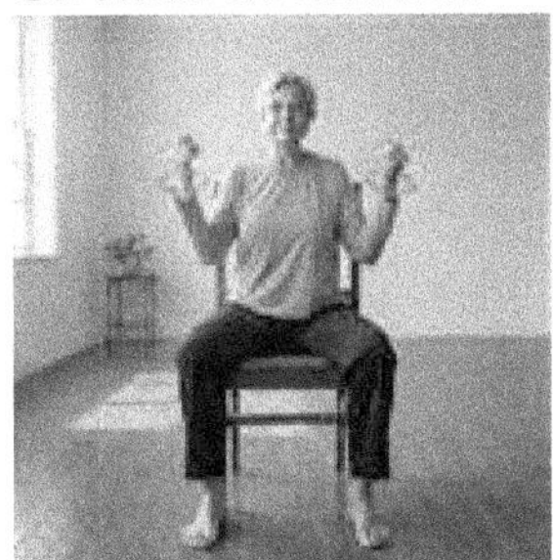

2. Los movimientos principales (5 minutos)

Movimiento	Acción	Referencia visual
Respiración básica	Coloque una mano en el pecho y otra en el vientre. 5 a 6 ciclos de respiración profunda, dejando que el vientre suba y baje.	*(Sin imagen necesaria: enfoque en las manos sobre el pecho y el vientre)*
Balanceo suave de brazos	4 a 6 ciclos completos. **Inhalación:** los brazos flotan hacia arriba. **Exhalación:** los brazos flotan hacia abajo.	*Inhalación: brazos flotando hacia adelante y arriba* 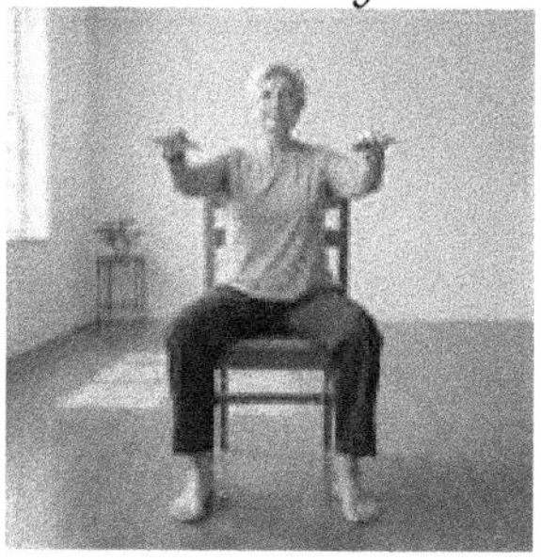 *Exhalación: brazos flotando hacia abajo* 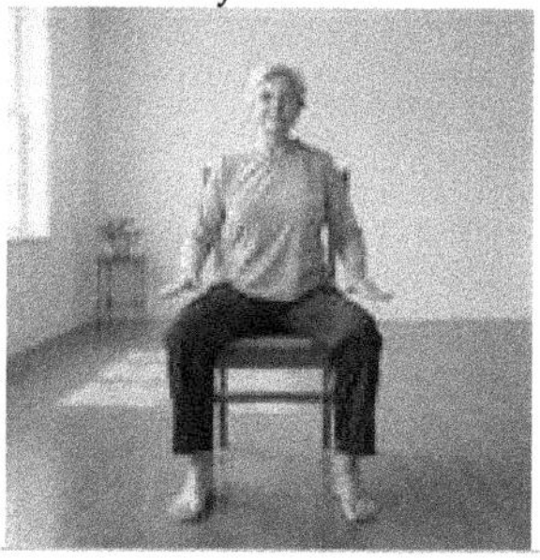
Flexiones hacia adelante en sedestación	3 a 4 flexiones lentas y suaves. Haga una inhalación completa antes de inclinarse hacia adelante. **Exhalación:** doble hacia adelante. **Inhalación:** suba de vuelta.	*Exhalación: flexión hacia adelante* 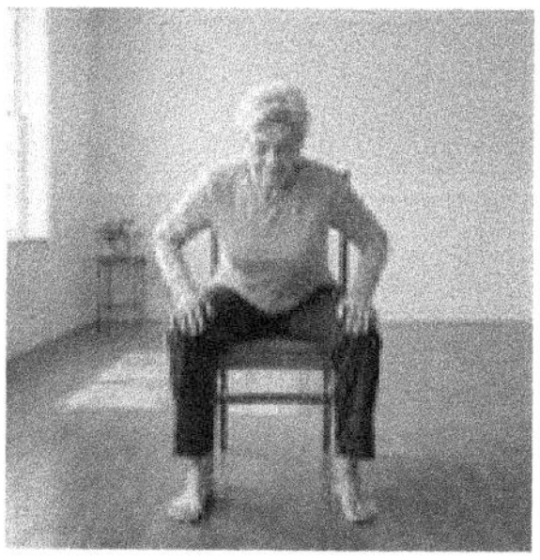 *Inhalación: subir de vuelta*

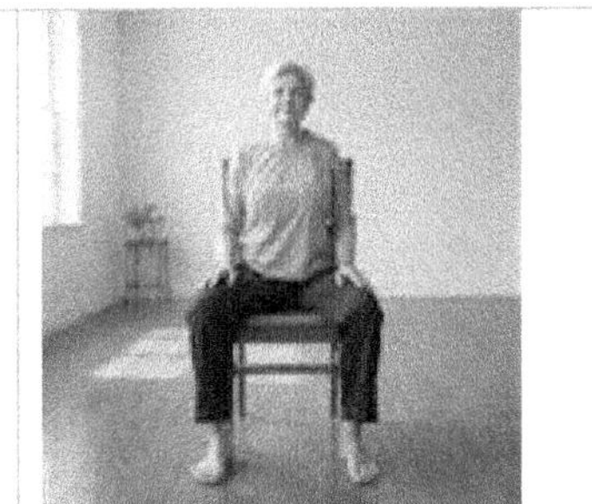

El cierre (1 minuto)

- Descanse las manos en el regazo. Siéntese tranquilo durante 30 a 60 segundos.
- Note cómo se siente el cuerpo. Haga una última respiración profunda antes de levantarse despacio.

Semana 2: Aumento de la movilidad y la flexibilidad

Preparación y calentamiento (2 minutos)

- **Preparación:** Siéntese erguido, pies planos, columna alargada. Haga 3 respiraciones abdominales lentas y profundas.
- **Calentamiento:** Realice las Rotaciones de Cuello, Rotaciones de Hombros y Círculos de Muñeca de la Semana 1 para aflojar las articulaciones.

Los movimientos principales (7 minutos)

Movimiento	Acción	Referencia visual
Giros suaves en sedestación	3 a 4 giros por lado (derecho e izquierdo). Haga una inhalación completa sin comenzar la rotación. **Exhalación:** gire suavemente hacia la izquierda. **Inhalación:** vuelva al centro. **Exhalación:** gire suavemente hacia la derecha. **Inhalación:** vuelva al centro.	*Exhalación: girando a la izquierda* *Inhalación: vuelta al centro*

		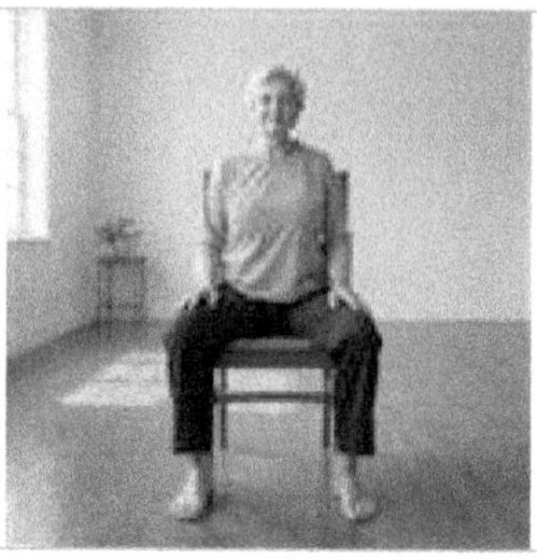
Respiración y extensión	4 a 6 ciclos alternos. **Inhalación:** brazos alcanzan hacia arriba y afuera. **Exhalación:** brazos se llevan hacia abajo.	*Inhalación: brazos alcanzando hacia arriba y afuera* 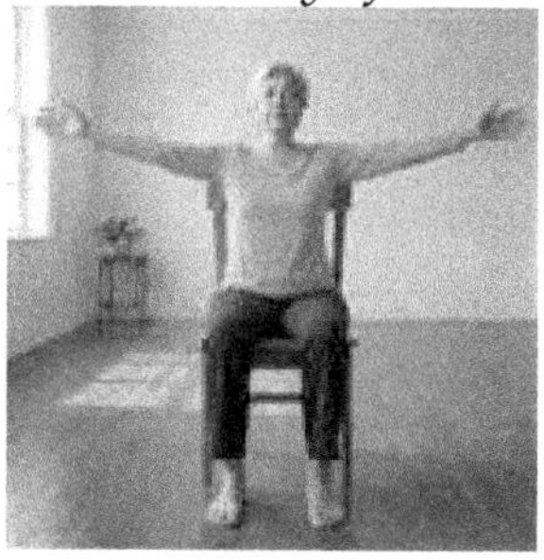 *Exhalación: brazos se llevan hacia dentro sobre el pecho* 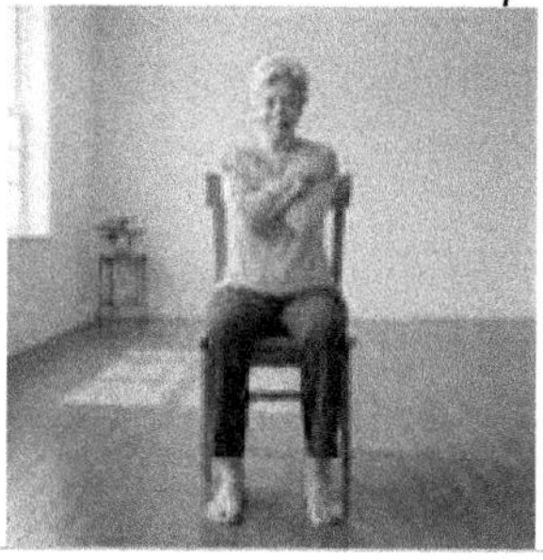
Elevaciones de pierna en sedestación	3 a 5 ciclos, alternando lados (derecho e izquierdo). **Inhalación:** extienda la pierna. **Exhalación:** baje el pie.	*Inhalación: pierna derecha extendida* 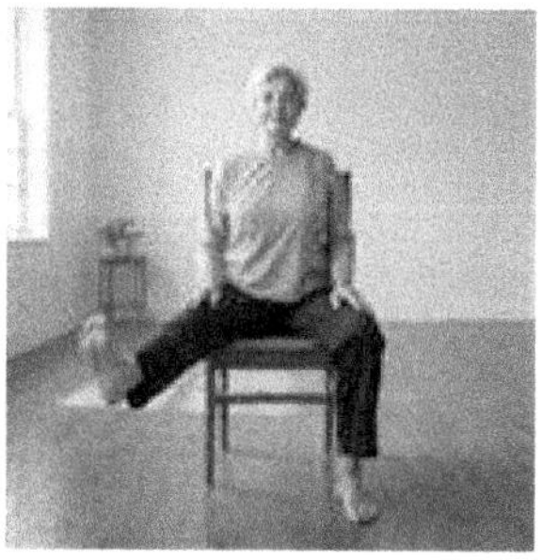 *Exhalación: pierna derecha bajada*

		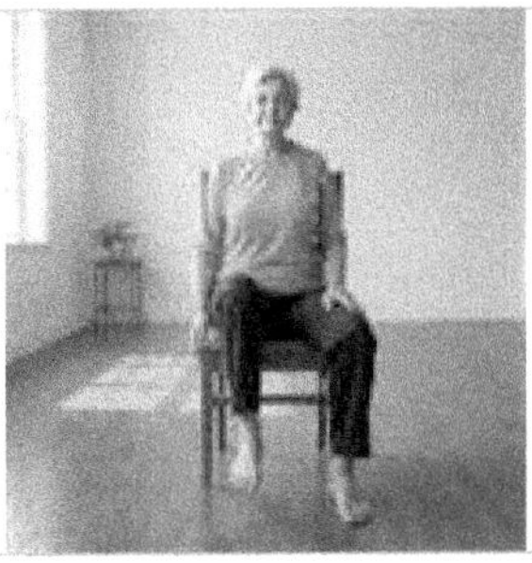
Círculos de cadera en sedestación	3 a 4 rotaciones lentas en cada dirección en cada lado (derecho e izquierdo).	*Rodilla derecha elevada en un pequeño círculo lento* 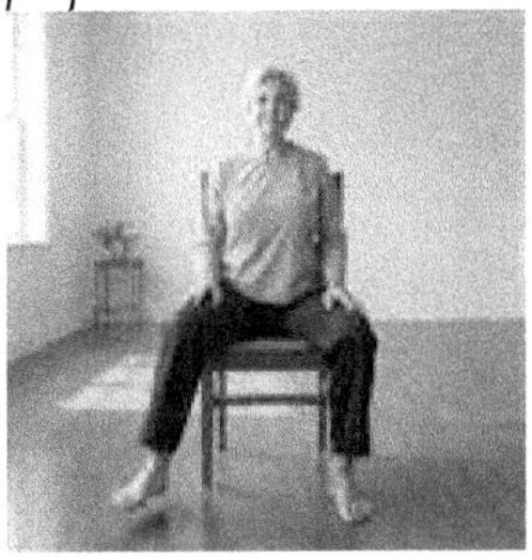 *Rodilla derecha circulando* 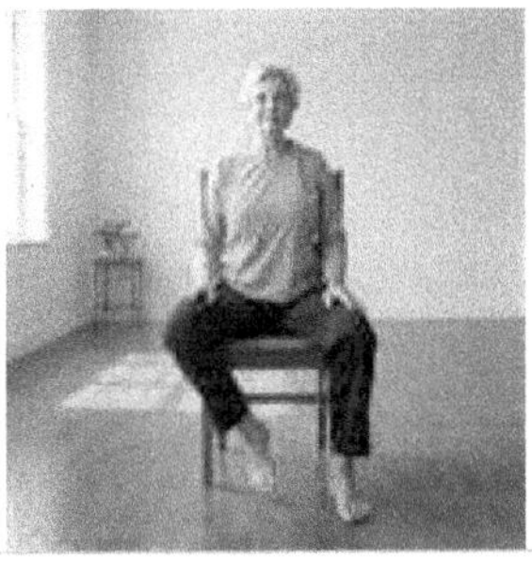
Movimientos laterales lentos	4 a 6 ciclos completos de lado a lado. **Inhalación:** desplácese a la derecha. **Exhalación:** vuelva al centro. **Inhalación:** desplácese a la izquierda.	*Inhalación: desplazamiento a la derecha* 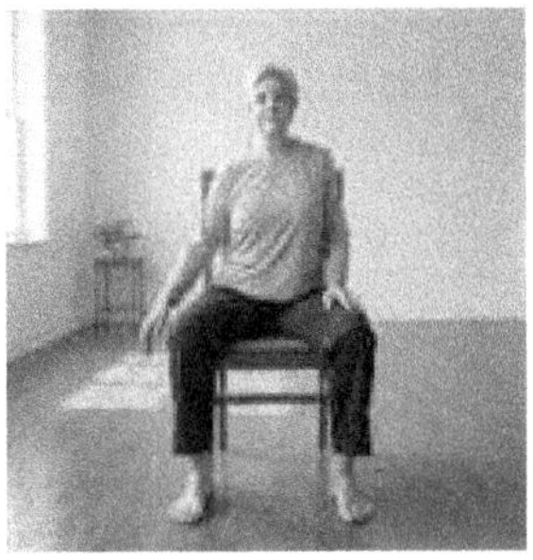 *Exhalación: vuelta al centro*

		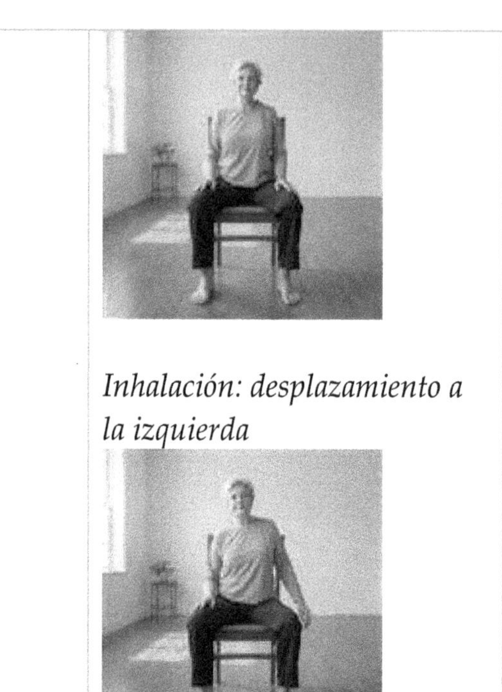 *Inhalación: desplazamiento a la izquierda*

El cierre (1 minuto)

- Vuelva a la postura neutra. Manos descansando en el regazo.
- Cierre suavemente los ojos durante 30 a 60 segundos. Note la nueva circulación en las piernas y la columna. Respire de forma natural antes de levantarse.

Semana 3: Fortalecimiento y coordinación

Preparación y calentamiento (2 minutos)

- **Preparación:** Siéntese erguido, pies planos, columna alargada. Haga 3 respiraciones abdominales lentas y profundas.
- **Calentamiento:** Realice el calentamiento estándar de la Semana 1 (cuello, hombros, muñecas).

Los movimientos principales (7 minutos)

Movimiento	Acción	Referencia visual
Manos de Nube en sedestación	6 a 8 ciclos continuos completos (3 a 4 giros por lado, derecho e izquierdo). Deje que la cintura mueva los brazos.	*Inhalación: mano derecha arriba, giro hacia el lado derecho* 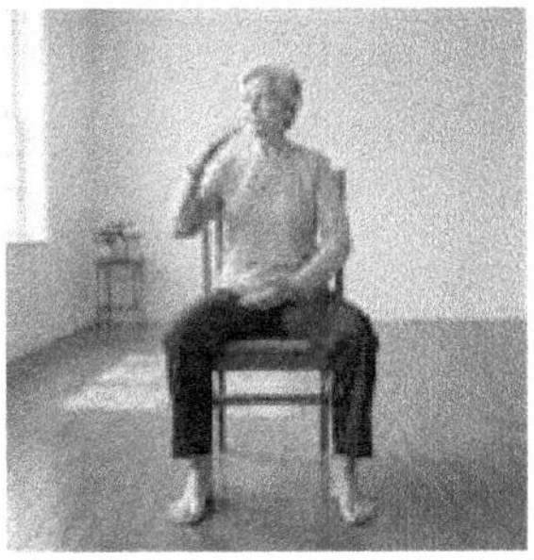 *Exhalación: mano izquierda arriba, giro hacia el lado izquierdo* 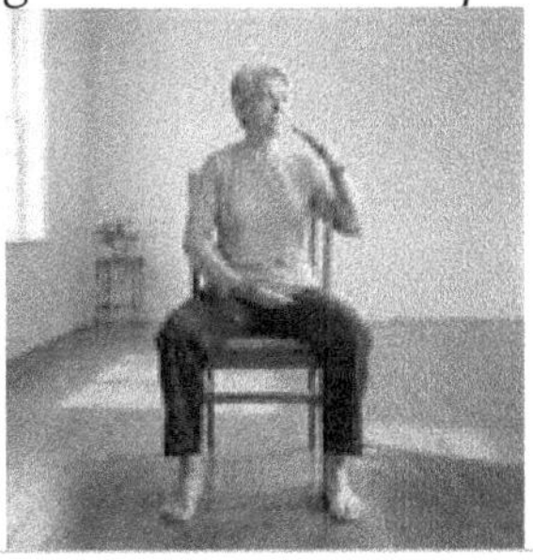
Elevaciones de rodilla con braceo	4 a 6 ciclos alternos. **Inhalación:** levante la rodilla derecha y el brazo izquierdo hacia adelante. **Exhalación:** levante la rodilla izquierda y el brazo derecho hacia adelante.	*Inhalación: rodilla derecha arriba, brazo izquierdo hacia adelante* 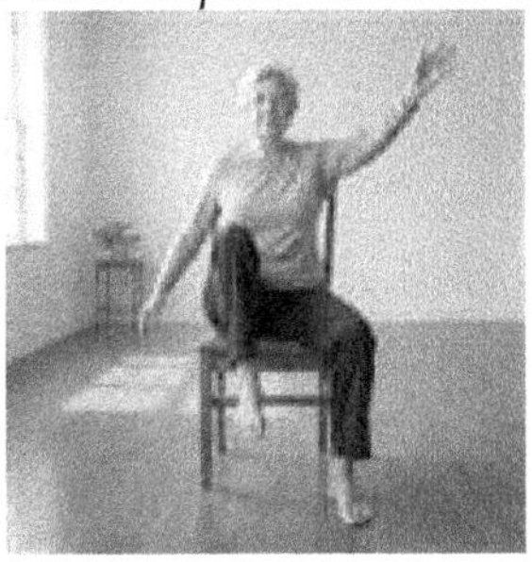 *Exhalación: rodilla izquierda arriba, brazo derecho hacia adelante* 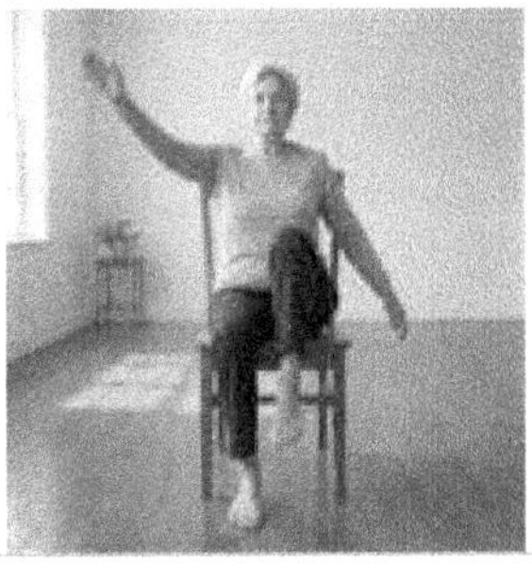

El Gallo Dorado	3 a 4 retenciones por lado. Haga una pausa y repita en el otro lado. **Inhalación:** levante el brazo derecho y la rodilla derecha. **Exhalación:** baje el brazo y la rodilla derechos.	*Inhalación: levantando el brazo y la rodilla derechos* 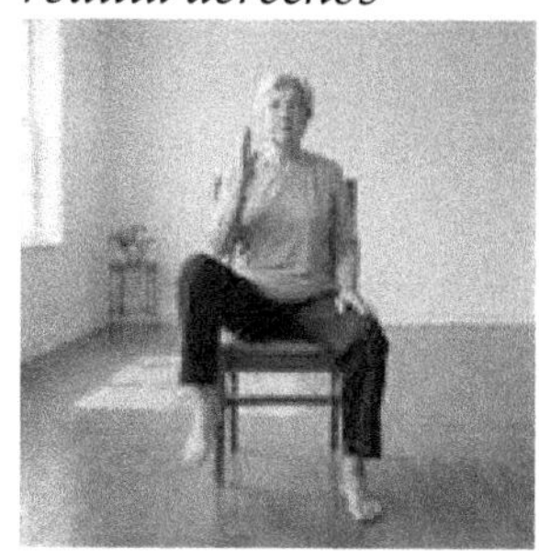 *Inhalación: levantando el brazo y la rodilla izquierdos* 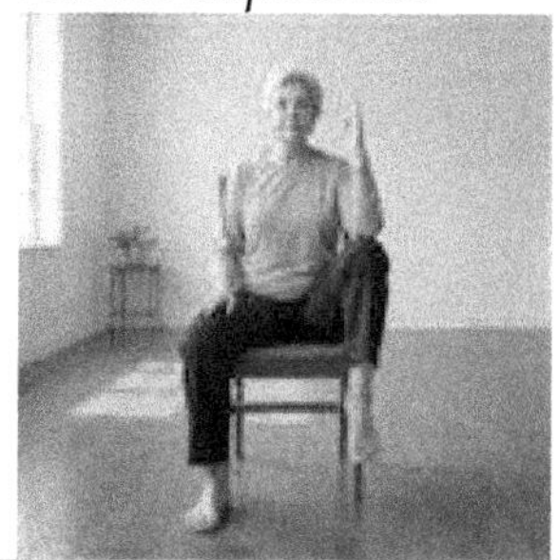
Barrido de Rodilla en Tai Chi en silla	3 a 4 ciclos por lado. **Inhalación:** lleve una mano detrás de la oreja, la mano opuesta descansa en el muslo. **Exhalación:** barra una mano por la rodilla mientras empuja la otra hacia adelante.	*Inhalación: mano derecha detrás de la oreja derecha* 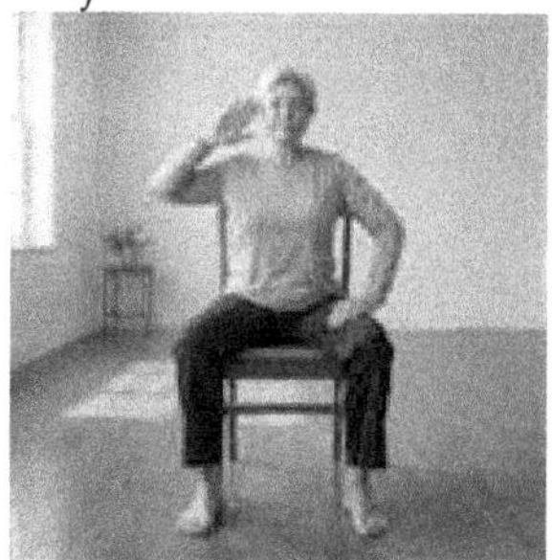 *Mano izquierda barriendo la rodilla derecha* 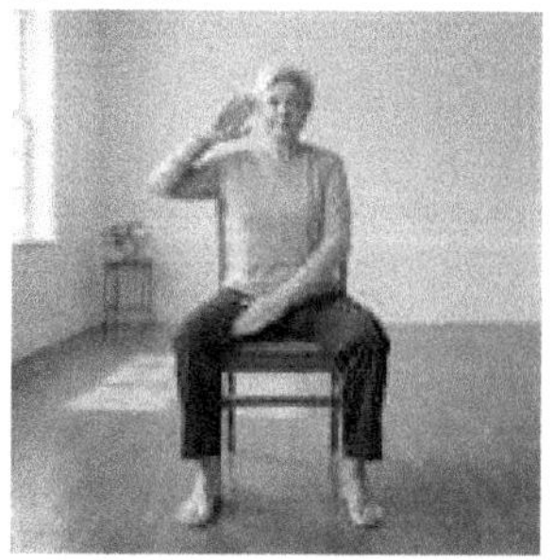 *Exhalación: mano derecha hacia adelante, mano izquierda*

		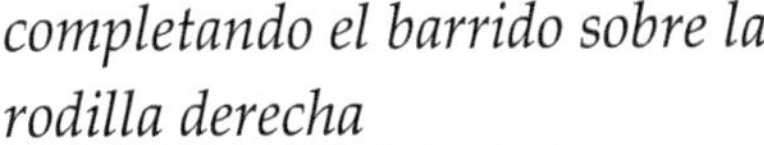 *completando el barrido sobre la rodilla derecha* 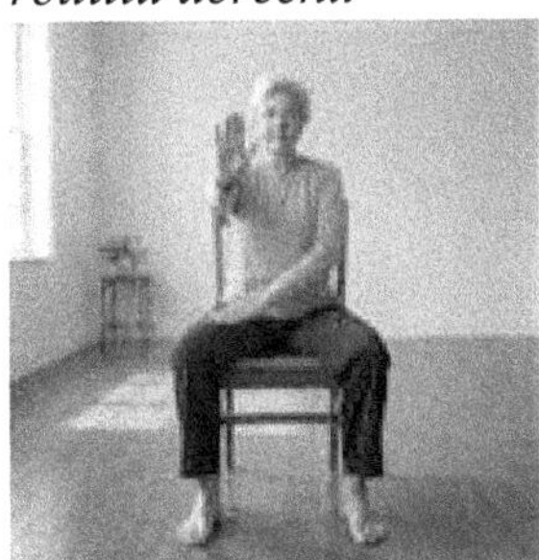

El cierre (1 minuto)

- Descanse las manos con peso sobre los muslos.
- Siéntese en quietud durante 30 a 60 segundos. Observe la coordinación y el calor generados en el cuerpo. Haga una respiración profunda de limpieza.

Semana 4: Fluidez y concentración mental

Preparación y calentamiento (2 minutos)

- **Preparación:** Siéntese erguido, pies planos, columna alargada.
- **Calentamiento:** Realice el calentamiento estándar de la Semana 1 (rotaciones de cuello, hombros y muñecas).

El flujo principal (7 minutos)

Movimiento	Acción	Referencia visual
Extensiones de pierna con fluidez	8 a 10 ciclos alternos continuos. **Inhalación:** la pierna derecha se extiende y vuelve lentamente. **Exhalación:** la pierna izquierda comienza la extensión *sin pausar.*	*Inhalación: pierna derecha se extiende y vuelve lentamente*

		Exhalación: pierna izquierda comienza la extensión, sin pausar 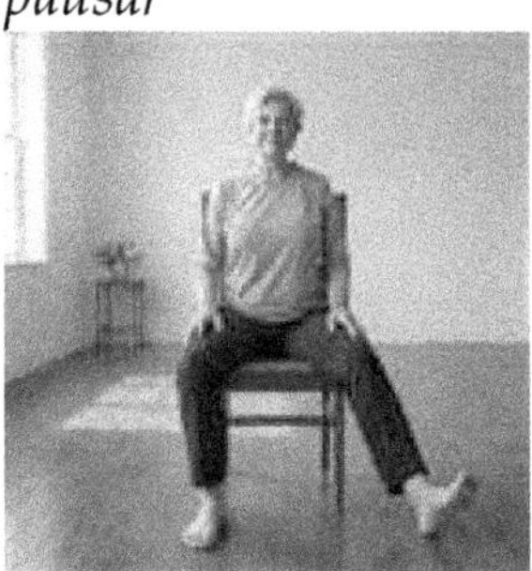
Empuje de Tai Chi con fluidez	4 a 6 ciclos completos en tres direcciones. **Inhalación:** manos en reposo. **Exhalación:** empuje las manos hacia adelante. **Inhalación:** gire y eleve las muñecas hacia arriba. **Exhalación:** gire y presione las muñecas hacia abajo.	*Inhalación: manos en reposo* 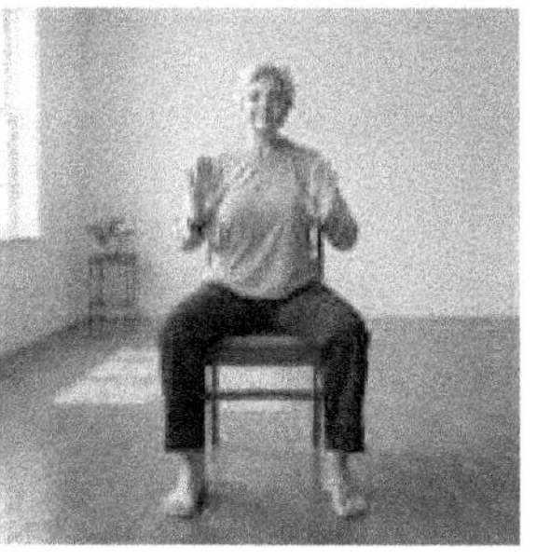 *Empuje hacia adelante* 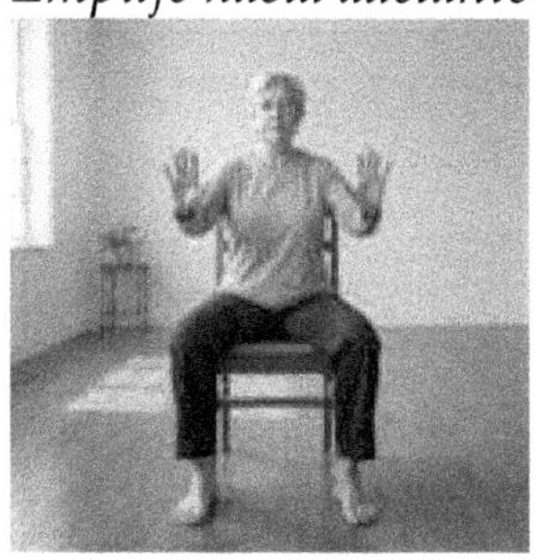 *Inhalación: girar y elevar muñecas hacia arriba* 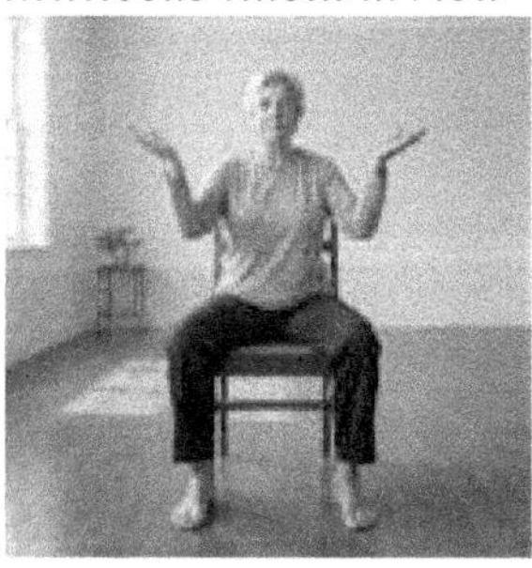 *Exhalación: girar y presionar muñecas hacia abajo*

		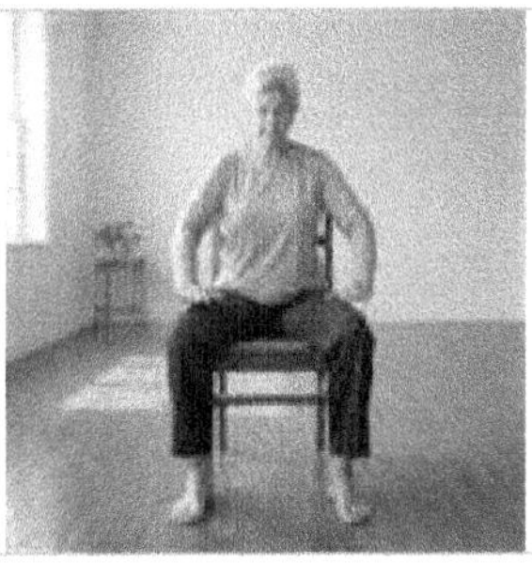
Manos de Nube en sedestación + "El Río Cálido"	Realice 6 a 8 ciclos continuos imaginando que las manos se mueven lentamente a través de un río cálido. Deje que la suave resistencia ralentice de forma natural el movimiento.	*(Use las imágenes de Manos de Nube de la Semana 3 como referencia mental)*

El cierre (1 minuto)

- Vuelva a una postura sentada completamente quieta.
- Reflexione sobre la Visualización elegida durante 30 a 60 segundos. Note la quietud en la mente y la facilidad en las articulaciones.
- Reconozca el tiempo que se ha dedicado hoy. Levántese despacio y de forma deliberada.

www.ingramcontent.com/pod-product-compliance
Ingram Content Group UK Ltd.
Pitfield, Milton Keynes, MK11 3LW, UK
UKHW051207260726
13967UKWH00011B/3146